Superficial Dry Needling

CLAUS TESLAU

Superficial Dry Needling

Muskelprobleme beim Pferd
wirkungsvoll behandeln

PRAXIS-HANDBUCH FÜR
PFERDETHERAPEUTEN

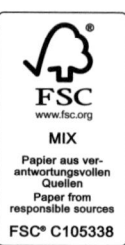

Bibliografische Information der Deutschen Nationalbibliothek
Die Deutsche Nationalbibliothek verzeichnet diese Publikation
in der Deutschen Nationalbibliografie;
detaillierte bibliografische Daten sind im Internet
über http://dnb.dnb.de/ abrufbar.

Umschlagdesign, Satz und Verlag: BoD · Books on Demand GmbH,
In de Tarpen 42, 22848 Norderstedt
Druck: Libri Plureos GmbH, Friedensallee 273, 22763 Hamburg

ISBN: 978-3-7597-0942-4

Inhalt

Bildnachweis

Skizzen Seiten 11, 14, 45, 85 alle Pferdeskizzen und Titelfoto Astrid Brillen, Nümbrecht

Fotos Seiten 52, 71, 104, 109, 110–115 privat

Fotos Seiten 18, 20, 22, 24, 25, 26, 44, 46–51, 53–61, 63, 64, 66–70, 73–80, 82, 83, 88, 89, 108, 111 Stute mit Fohlen, Rückseite Herma Teslau

Foto Seite 111 Gespann Dr. J. Schwarzl, Hamburg

Thermografie und Kommentare www.horsetherm-ru.de, Nadine Rusinek, Lengerich/Westf.

Skelettskizzen von @chrisdebski www.pferde-gesund-bewegen.de

Zusammenfassung

Mit der hier vorgestellten Form des oberflächlichen Nadelns (Superficial Dry Needling, auch Superficial Afferent Stimulation genannt) bei Pferden bietet sich jeder ausgebildeten Pferdetherapeutin und jedem ausgebildeten Pferdetherapeuten eine umfangreiche therapeutische Möglichkeit, an wichtigen Muskeln des Pferdekörpers nicht nur Triggerpunkte, sondern gemäß Indikationsliste auch weitere muskuläre Probleme erfolgreich zu behandeln.

Zudem werden die Besonderheiten des Locus-dolendi-Stechens vorgestellt.

Die angesprochenen Therapien lassen sich an jeder **geeigneten Stelle** des Pferdekörpers auch mit dem tiefen Dry Needling (DDN) kombinieren.

Hervorzuheben ist noch, dass, wenn auch Bezug auf die Stresspunkte genommen wird, immer der jeweilige Muskel in seiner Gesamtheit gemeint ist.

Vom Autor wurden alle vorgestellten Anwendungen in mehreren Jahren und umfangreich bei unterschiedlichen Pferderassen und Größen eingesetzt.

Durch medizinische Thermografie könnte eindeutig nachgewiesen werden, dass und wie die oberflächliche Form des SDN wirkt.

Weitere wichtige Vorbemerkungen

Alle in diesem Buch beschriebenen Techniken wurden in verschiedenen Studien und Aussagen des Entwicklers von SDN beim Menschen weltweit erprobt und beschrieben.

Die hier beschriebenen Vorschläge zur Anwendung von SDN wurden vom Autor umfassend recherchiert und selber an unterschiedlichen Pferden im Laufe vieler Jahre eingesetzt. Trotzdem kann vom Autor keine Garantie für die erfolgreiche Anwendung gegeben werden, und jegliche Haftung bei der Anwendung dieser Therapie ist ausgeschlossen.

Bisher konnte aber auch nach umfangreicher Recherche keine weitere Information über den Einsatz von SDN beim Pferd gefunden werden.

Somit liegt es immer in der Entscheidung des jeweiligen Anwenders, diese Therapieform zu nutzen.

Insbesondere sind die Kontraindikationen und die Hygiene zu beachten.

Vorwort des Autors

Etwa im Jahr 2010 habe ich auf Einladung der

Deutschen Gesellschaft der Tierheilpraktiker

einen Workshop mit dem Thema Stresspunktmassage nach J. Meagher in Gelsenkirchen durchgeführt.

Die Teilnehmerinnen waren sehr unterschiedlich vorgebildet.

Dabei fiel mir eine Kollegin auf, die mich irgendwann ansprach und Folgendes sagte:

„Das, was du mit den Händen machst, mache ich mit Nadeln."

Zunächst denkt jeder dann an Akupunktur. Dass dem nicht so ist, wurde mir dann direkt klargemacht.

Es handelte sich um Dry Needling. Bisher hatte ich davon nichts gehört.

Dieser Hinweis ließ mir keine Ruhe, und ich habe später mit der Kollegin Kontakt aufgenommen, und sie hat mir mehr Informationen zu diesem Thema gegeben.

Was daraus dann geworden ist, findet man in diesem Buch.

Es kam durch Vermittlung dieser Kollegin zu einem ersten Kontakt mit Andrea Schachinger. Sie kam dann zu Besuch auf einen Pferdehof in Emsdetten. Dort haben wir dann festgelegt, einen ersten Dry-Needling-Kurs anzubieten. Die Organisation dazu lag bei Andrea.

Leider konnten wir dann die ursprünglich geplante Zusammenarbeit aus verschiedenen Gründen nicht zustande bringen.

Das Thema Dry Needling hat mich aber so fasziniert, dass es nun und mit vielen weiteren Anregungen und Hinweisen zu diesem Handbuch gekommen ist.

Ich wünsche allen Kolleginnen und Kollegen viel Input beim Lesen und besonders viele Erfolge mit dem von mir favorisierten SDN (Superficial Dry Needling) oder auch SAS genannt.

Die Grundlagen der Muskelarbeit

Auch wenn zu erwarten ist, dass ausgebildete Pferdetherapeuten wissen, wie Muskeln arbeiten, will ich an dieser Stelle kurz auf einige wesentliche Dinge eingehen. Dies ganz besonders, weil es uns motivieren soll, den Focus unserer therapeutischen Arbeit zuallererst auf funktionierende, spannungsfreie Muskeln zu legen.

Muskelarbeit ist immer Zug.

ES GIBT KEINEN MUSKEL, DER DRÜCKT.

Das bedeutet, dass der Weg zwischen Ansatz und Ursprung sich durch entsprechende neurologische Signale verkürzt, unabhängig davon, ob es sich um einen Muskel mit nur einem oder Muskeln mit mehreren Köpfen handelt. Natürlich handelt es sich fast nie um nur einen Muskel, sondern um eine Vielzahl miteinander arbeitender Muskeln bis hin zu ganzen Muskelketten.

Die Sehnen

Eine Sehne ist der bindegewebige Teil des Muskels, durch den dieser mit einem Knochen verbunden ist. Sehnen bestehen, wie alle Binde- und Stützgewebe, aus fixen Zellen und einer Interzellularsubstanz, in die hauptsächlich kollagene Fasern eingelagert sind und damit den Sehnen ihre Festigkeit geben. Eine gesunde Sehne reißt bei starken traumatischen Einflüssen daher eher Knochenstücke ab. Umgeben sind sie von der „Sehnenhaut", dem Peritendineum. Eine Sehne besteht immer aus nebeneinander verlaufenden und fest unter sich verkitteten Bindegewebsfasern (kollagenes Bindegewebe), die zu Bündeln vereinigt sind. Es sind nur wenige Nerven und Blutgefäße in den Sehnen vorhanden, was eine schlechte Regenerationsfähigkeit nach sich zieht. Längere Sehnen werden teilweise in der bindegewebigen Sehnenscheide geführt, die Synovia enthält, um diese an anatomischen Engstellen vor Kompression zu schützen. Knochenvorsprünge werden z. T. mit sogenannten Schleimbeuteln (Bursae) abgepolstert, um ein reibungsfreies Gleiten der Sehne zu ermöglichen.

Ursprung und Ansatz

Ein Skelettmuskel ist mindestens an zwei Punkten befestigt, **Ursprung und Ansatz,** über Sehnen, also den bindegewebigen Anteilen eines Muskels. Die meisten Muskeln sind am Skelett befestigt, einige Muskeln sind auch an Faszien angeheftet, die zu Aponeurosen verstärkt sein können. Die Begriffe sind auch für die Befestigungspunkte von Bändern gebräuchlich.

Definition

Die Unterscheidung zwischen Muskelansatz **(Insertio)** und -ursprung **(Origo)** ist oft willkürlich. Als Ursprung wird der zumeist unbeweglichere Teil (Punctum fixum), als Ansatz der bewegte Teil (Punctum mobile) bezeichnet. Diese Unterscheidung lässt sich aber auf viele Muskeln nicht ohne Weiteres anwenden, vor allem ist das Begriffspaar Punctum fixum/Punctum mobile terminologisch nicht mit dem Begriffspaar Ursprung/Ansatz synonym.

Des Weiteren können auch Punctum fixum und Punctum mobile nicht absolut festgelegt werden, da ein Muskel mal den einen Anheftungspunkt bewegen kann, mal einen anderen. So trägt der zum M. quadriceps femoris gehörende M. rectus femoris im Liegen auf dem Rücken zur Aufrichtung des Oberkörpers bei. Er hat seinen Ursprung am Darmbein, welcher im Regelfall auch Punctum fixum (z. B. bei Hebung des Oberschenkels im Stand) ist.

Im oben genannten Fall ist jedoch dieser Anheftungspunkt am Darmbein und damit am zu hebenden, das heißt zu bewegenden Oberkörper Punctum mobile. Die Festlegung dieses Punktes als Ursprung wird jedoch beibehalten.

An den Gliedmaßen wird generell die rumpfnahe (proximale) Anheftung als Ursprung bezeichnet, der rumpfferne (distale) entsprechend als Ansatz. Für die Muskeln des Schultergürtels wird in der Regel die Befestigung am Rumpf als Ursprung, die am Schultergürtel als Ansatz bezeichnet. Bei den Rückenmuskeln liegt der Ursprung unten (bei Tieren hinten), der Ansatz weiter oben (vorn). In einigen Fällen sind sie einfach willkürlich festgelegt.

Ein Muskel kann mehrere Ursprünge haben, diese verschiedenen Ursprungsanteile bezeichnet man als Muskelkopf (Caput). Die Anzahl der Köpfe war für einige Muskeln namensgebend. Der M. biceps brachii (zweiköpfiger Muskel des Oberarms) besitzt beispielsweise beim Menschen zwei Ursprungssehnen, die an unterschiedlichen Punkten des Schulterblatts entspringen.

Ebenso kann ein Muskel auch mehrere Ansätze besitzen, in dem sich die Endsehne teilt und an unterschiedlichen Knochenpunkten anheftet. Der M. biceps brachii besitzt beispielsweise auch zwei Ansätze, nämlich an Elle und Speiche.

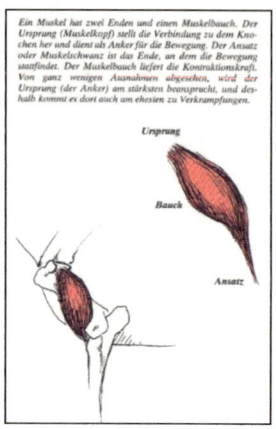

*Aus dem Buch
J. Meagher
„Muskelprobleme
bei Pferden"
mit freundlicher
Genehmigung des
Verlages Müller-
Rüschlikon, CH-6330
Cham*

Erst durch Muskeltätigkeit entsteht Bewegung

Besteht nun in einem Bereich des arbeitenden Muskels eine, wenn auch nur geringe Verspannung oder es haben sich einer oder mehrere Trigger gebildet, so wird die umgebende Muskulatur die geforderte Arbeit mit übernehmen. Selbst bei geringer Verspannung bedeutet das auch, dass der Abstand zwischen Ansatz und Ursprung ständig verkürzt ist, also im weitesten Sinne pathologisch. Da braucht es manchmal nur ein wenig mehr an Belastung, und wir haben einen Schaden im Muskel oder an der Sehne oder den Sehnen produziert, ohne zunächst zu wissen, woher das kommt.

Die folgenden Aussagen „Mir ist nichts bekannt" und „Es ist nichts passiert" kennen bestimmt alle Therapeuten, da der Reiter sich keiner besonderen Belastung bewusst ist. Im Bewegungsablauf werden solche Einschränkungen zuerst nicht oder selten wahrgenommen. Erst wenn sich das Pferd anders als in seinem bekannten oder gewohnten Bewegungsablauf zeigt oder sogar deutliche Lahmheit zeigt, stellen wir fest, dass sich, meist im negativen Sinn, etwas verändert hat.

Als Beispiel nenne ich an dieser Stelle immer folgende Situation. Man reitet in der Halle oder auf dem Platz, und das Pferd fühlt sich kurz an, als hätte es in ein Loch getreten. Da war aber kein Loch. Was hat nun dazu geführt, dass dieser kurze, nennen wir es mal Fehltritt aufgetreten ist? Nicht selten handelt es sich um ein noch nicht sehr weit fortgeschrittenes Muskelproblem, das uns das Pferd nur kurz mitgeteilt hat. Wenn das aber öfter auftritt, wird es Zeit, sich über diagnostische und/oder therapeutische Maßnahmen Gedanken zu machen.

Unter welchem Begriff ordnen wir die nachfolgend beschriebenen therapeutischen Möglichkeiten überhaupt ein?

Es geht um die Therapie myofaszialer Schmerzen und insbesondere um die Möglichkeiten ihrer Entstehung:

Mögliche Ursachen zur Entstehung myofaszialer Schmerzen:

- zunehmendes Alter, zu wenig Bewegung, ungünstige Haltungsformen, Fütterung (Stoffwechsel)

Immer ein Missverhältnis zwischen Belastung und Belastbarkeit:

- ungenügende Aufwärm-Abkühl-Phase
- Freizeitturnier oder Turnierteilnahme generell ohne vorheriges ausreichendes Training
- falsches Training, Trainingsplan – was ist das?
- Angst, Stress allgemein, auch psychische Faktoren
- chronische Krankheiten, speziell EMS, PSS allgemein, RER, Folgen von Tying-up, Kreuzverschlag, Lumbago, häufige Koliken, unpassender Sattel/Geschirr/Longiergurt etc., arthrotische Erkrankungen, Traumata

Aktuell geworden sind auch Folgen von MIM und ECVM

- zu wenige und zu kurze Ruhephasen
- ein akutes Trauma
- eine lang dauernde sich wiederholende Irritation von Weichteilen
- Läsionen einer oder mehrerer Strukturen bei gleichzeitig psychischen Faktoren wie emotionalem Stress
- chronische Infekte oder sonstige endokrine Erkrankungen
- biomechanische Faktoren wie mangelnde reiterliche Fähigkeiten und/oder unkorrekter Hufbeschlag
- Beinlängenunterschiede, schiefe Becken, Muskelabrisse oder Verkürzungen
- Hinweise auf vorhandene MFTrPs sind z. B. ein lokaler Muskelhartstrang oder auch ein kleiner, tastbarer Knoten in der Muskulatur

auch durch mangelnde Zuchtauswahl an vererbte Probleme denken

- Immer, auch bei dem Therapeuten bekannten Personen, so viel wie möglich nach Vorerkrankungen, Unfällen, Stürzen, TÄ-Behandlungen oder sonstige auch zunächst unbedeutend erscheinende Ereignisse fragen.

Triggerpunktakupunktur, Locus-dolendi-Stechen

Was hat das mit DDN oder SDN/SAS zu tun?

Allen gemeinsam ist, dass mit Akupunkturnadeln in schmerzende Stellen oder Regionen gestochen wird.

Dry Needling, Triggerpunktakupunktur oder Triggerpunkt Dry Needling – das sind alles Namen für identische Techniken.

Sie haben aber nichts mit der klassischen Akupunktur aus der TCM (TCVM) zu tun.

Unterschiede gibt es aber in den Formen des DDN (Deep Dry Needling oder tiefes DN) oder SDN (Superficial Dry Needling oder oberflächliches DN). Manchmal liest man auch die Bezeichnung SAS (Superficial Afferent Stimulation) statt SDN.

Es wird immer in allen Fällen ein Punkt der betroffenen Muskulatur mittels einer Akupunkturnadel gestochen.

Auch Locus-dolendi-Stechen entspricht dieser Philosophie. Diese Technik wurde jedoch aus der klassischen Akupunktur als einfachste Form abgeleitet. Dabei findet man aber teilweise ein regelrechtes Nadelkissen, um das schmerzende Areal zu behandeln.

Was sind Trigger?

Trigger (engl. Auslöser z. B. an einer Kamera) sind Muskelfasern, in denen eine Entzündungsreaktion mit weit reichenden Folgen vorliegt.

Der Nachweis dieser Entzündungsreaktion gelang dem amerikanischen Forscher Jay Shah, der seine Forschungsergebnisse im Juli 2005 im „Japanese Journal of applied Physiology" veröffentlichte.

Der pH-Wert des Gewebes war deutlich erniedrigt, d. h., es lag eine Übersäuerung vor. Nach der Behandlung der Triggerpunkte reduzierte sich die Konzentration dieser Entzündungssubstanzen drastisch, und der pH-Wert normalisierte sich wieder, d. h., die Übersäuerung ließ nach.

Eine Skizze über die anatomische Anordnung muskulärer Trigger und die Bedeutung der Muskeltriggerpunkte:

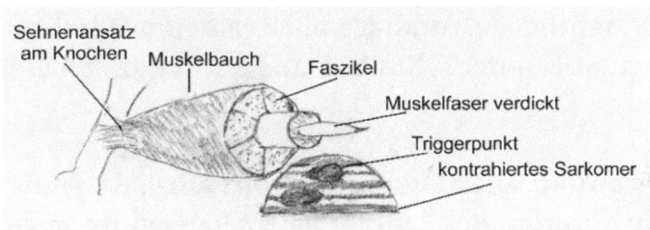

Die entscheidende Ursache für die Entstehung oder Chronifizierung von Schmerzen ist meistens in muskulären Triggerpunkten zu suchen. Kranke Muskelfasern, deren Stoffwechsel aufgrund einer gesteigerten neuromuskulären Überaktivität entstanden sind, weisen fast immer einen oder mehrere Trigger(-punkte) auf.

Ständige Signale zur Kontraktion von Muskelfasern werden in einzelne Abschnitte der Muskeln gegeben. Dadurch entsteht eine Energiekrise. In diesem Zusammenhang ist festzustellen, dass die Fasern so lange verkürzt und/oder verdickt bleiben, bis eine geeignete Therapie für eine normale Durchblutung der kranken Regionen sorgt. Dass dies mit Schmerzen verbunden ist, dürfte jedem klar sein. Hinzu kommt, dass diese Zustände oft erst spät oder manchmal auch gar nicht erkannt werden. Was bedeutet, dass das betroffene Pferd zum Teil über Jahre ständig mehr oder weniger Schmerzen erleidet. Damit gehen Einschränkung der Leistungsfähigkeit, Verhärtungen und Anfälligkeit für Verletzungen einher, deren Ursache man sich manchmal nicht erklären kann.

Eine besondere Entdeckung haben Macgregor und Graf von Schweinitz 2006 veröffentlicht:

Bei vier Pferden wurden am M. brachiocephalicus die EMG(Elektromyografie)-Aktivitäten gemessen.

Das Ergebnis zeigte dieselben elektrophysiologischen Kennmarken wie beim Menschen.

Auch das o. g. Ergebnis hat mich ermutigt, die Erfahrungen beim Menschen über SDN neben den eigenen Anwendungen dieser Therapie als wesentliche Grundlage aller weiteren Überlegungen und Aussagen zu SDN aufzuschreiben und als Therapie bei Pferden zu benennen.

Der Triggerpunkt, wie er heute definiert wird, ist gewiss die häufigste Manifestation des Schmerzes im Bewegungssystem, wenn nicht im Organismus überhaupt. (Prof. Karl Lewitt)

Interessant ist es auch zu wissen, dass verändertes Muskelgewebe und wieder die Trigger über den Tod hinaus persistieren und z. B. per Ultraschalluntersuchung nachweisbar sind.

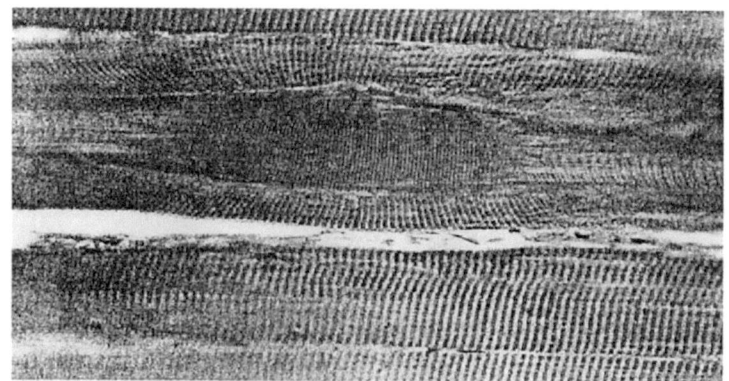

Longitudinalschnitt durch einen Kontraktionsknoten im M. gracilis eines Hundes (aus Simons und Stolov 1976

Wenn dauerhaft verkürzte Muskeln mit ausgebildeten Triggern unbehandelt bleiben, dann ist für uns Therapeuten die folgende nachgewiesene Tatsache von bedeutender Wichtigkeit:

Gesichert ist, dass die lang dauernde Verkürzung eines Muskels in verkürzter Stellung einen Untergang von Sarkomeren und eine erhöhte Spannung nach sich zieht und interessanterweise eine Umwandlung von tonischen in phasische Muskelfasern zur Folge hat. (Textpassage aus „Triggerpunkt-Therapie" Beat Dejung)

Ein Auszug aus der Dissertation des Jenaer Arztes Dr. Sebastian Brugger:

Histologischer Nachweis

1976 veröffentlichten Simons & Stolov eine Biopsiestudie von Triggerpunkten im Hundemuskel und beschrieben zahlreiche Kontraktionsknoten in Muskelfaserbündeln im M. gracilis. Der in der Abbildung zu sehende Kontraktionsknoten war eine äußerst schmerzempfindliche Stelle in einem kontrakten Muskelfaserbündel (zwei wesentliche Kriterien für einen Trigger).

Der Abstand der Querstreifung (der der Länge der Sarkomere entspricht) zeigt eine deutliche Kontraktur von etwa 100 Sarkomeren in dem Knotenanteil der Muskelfaser. Die Sarkomere auf jeder Seite des Knotens zeigen eine kompensatorische Elongation im Vergleich zu den normallangen Sarkomeren, in den Muskelfasern, die am unteren Rand der Abbildung verlaufen. In der Gegend des Knotens ist der Durchmesser der Muskelfasern deutlich vergrößert und zu beiden Seiten davon abnormal verkleinert.

Die Ungleichmäßigkeit am oberen Rand des Sarkolemms im Zentrum des Kontraktionsknotens könnte durch eine Endplatte verursacht sein. Die Anwesenheit einer Endplatte müsste man erwarten, wenn die auch elektromyographisch eine aktive Stelle wäre. Die Verdrehung der Sarkomerausrichtung in angrenzenden Muskelfasern weist auf Scherkräfte in diesen Fasern hin, die nach einer gewissen Zeit bei der Ausbreitung der Dysfunktion auf benachbarte Muskelfasern eine Rolle spielen können.

Reitinger et al. beschrieben pathologische Veränderungen der Mitochondrien sowie verkürzte I-Bänder und verlängerte A-Bänder in Sarkomeren von Triggerpunkten im M. glutaeus medius gerade Verstorbener. Auch in elektronenmikroskopisch beurteilten Längsschnitten zeigte sich eine abwechselnde Verkürzung und Dehnung in Triggerpunkten. (Pongratz 2002)

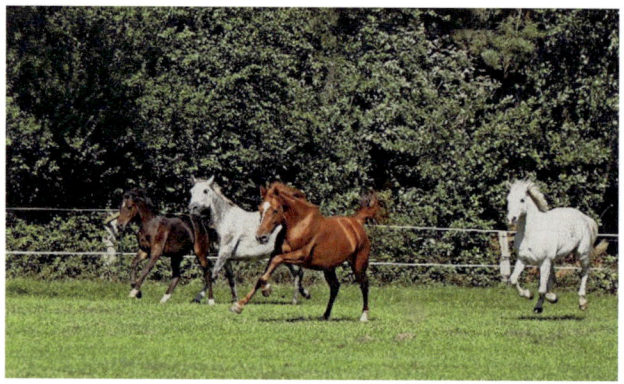

Ziel aller Behandlungen: lebensfrohe, bewegungsfreudige Pferde

Weitere Betrachtungen über Triggerpunkte allgemein

Es ist festzustellen, dass man zwischen aktiven (akuten) und latenten (stummen) TrP unterscheiden kann.

Dabei sind latente TrP nur sehr schwer zu lokalisieren. Manchmal gelingt es bei Verdacht, dass ein solcher Punkt vorhanden ist, durch mehrfache Reizung (tiefer Druck) den TrP zu aktivieren. Dies bedeutet, dass durch Druck die Schmerzhaftigkeit zunimmt und nicht wie sonst bei tiefem Druck nachlässt.

Hier zwei wesentliche Aussagen über die Wirksamkeit von Dry Needling:

Dry Needling

Dry Needling wird aufgrund seiner Effektivität als Regenerationsmethode durch vielversprechende Forschungen gestützt.

Eine Metaanalyse aus dem Jahr 2017 im „Journal of Othopedic & Sports Physical Therapie" kam zu dem Ergebnis, dass Dry Needling die Schmerzen bei Muskelerkrankungen und Beschwerden des Bewegungsapparates drastisch reduzieren und die Muskelfunktion verbessern kann.

Ein weiterer Artikel in einer Ausgabe der Zeitschrift „Physical Therapie" aus dem Jahr 2021 kam zu ähnlichen Ergebnissen. Forscher/innen nahmen 42 Studien dazu unter die Lupe, wie Dry Needling im Vergleich zu anderen schmerzlindernden Behandlungen abschneidet, wie z. B. Massagen, Kompression, Kinesio-Taping und transkutane elektrische Nervenstimulation (TENS). Sie kamen zu dem Schluss, dass Dry Needling innerhalb von 72 Stunden nach der Behandlung häufig mehr Schmerzlinderung brachte, und einige Studien wiesen darauf hin, dass die Wirkung auch nach mehreren Wochen bestand.

Dry Needling

Anfang der 90er Jahre entwickelten Christian Gröbli und Ricky Weissmann ein systematisches Triggerpunkt-Dry-Needling-Konzept. Diese Methode wurde seitdem von der DGSA kontinuierlich weiterentwickelt und gelehrt. Dry Needling ist heute eine anerkannte und erfolgreiche Technik, die von den verschiedensten medizinischen Fachpersonen weltweit in der Schmerzbehandlung eingesetzt wird.

Dry Needling wird hauptsächlich zur Behandlung myofaszialer Triggerpunkte und der Faszien eingesetzt. Dry Needling ist eine sichere Behandlungstechnik, die aber eine umfassende und professionelle Ausbildung mit fundierten Kenntnissen in Anatomie und Palpation erfordert. Komplikationen können sicher vermieden werden, solange unsere Sicherheitsrichtlinien befolgt und Kontraindikationen berücksichtigt werden. Dry Needling muss unter hygienischen Bedingungen durchgeführt werden.

Es werden sterile Einwegnadeln und ein geeignetes Mittel zur Desinfektion des zu behandelnden Gebietes verwendet. Unser oberstes Ziel in unseren Dry-Needling-Kursen ist ein sicheres und komplikationsfreies Dry Needling.

Grundsätzlich unterscheidet man zwei Arten des Dry Needling: Triggerpunkt-Dry-Needling (TDN) und superfizielles Dry Needling (SDN). Die Technik muss immer entsprechend den Beschwerden der Patienten und Patientinnen ausgewählt und angepasst werden.

Der Schweizer Christian Gröbli ist Dipl.-Physiotherapeut und Mitbegründer der David G Simons Academy über Dry Needling.

Dry Needling bei Pferden

Wie bei vielen anderen Therapien, die im Pferdebereich Anwendung gefunden haben, war es so auch bei DN. Die ersten umfangreichen Erfahrungen und Ergebnisse wurden bei Menschen gemacht.

Erst danach ist man dazu gekommen, diese für den Pferdetherapeuten und seine Patienten enorm wichtige Therapie auch bei Pferden zu versuchen und einzusetzen.

In Deutschland berichtet Andrea Schachinger, dass sie das Equine Dry Needling für Pferde erarbeitet hat.

Wichtig ist auch festzustellen, dass sie erheblich dazu beigetragen hat, dass die Form des DN eine große Verbreitung gefunden hat.

So war es auch bei mir. Ich hatte, wie im Vorwort angesprochen, einen Kontakt mit einer Kollegin, die wiederum von Schachinger bereits einige Grundlagen bekommen hat. Nach etlicher Zeit kam es dann zu einem ersten Kennenlernen zwischen Andrea und mir. Es wurde danach auf einem Pferdehof in Emsdetten ein Kurs zu unserem Thema angeboten, und ich habe dabei auch meine ersten Eindrücke über DN erhalten.

Obwohl drei Tage angesetzt waren, hatte ich damals den Eindruck, dass es doch mehr geben müsste, als nur die zwei Zonen am Pferdekörper zu nadeln.

Nach einigem Suchen fand ich Kontakt zu Nympha Minnaar (Equix educations) in Südholland, die dort wohl sehr erfolgreich dieses Thema als Kurs für Pferdetherapeuten anbot. Da ich keine Probleme mit der niederländischen Sprache habe, konnte ich dort sowohl den Grundkurs als auch den Masterkurs erfolgreich absolvieren.

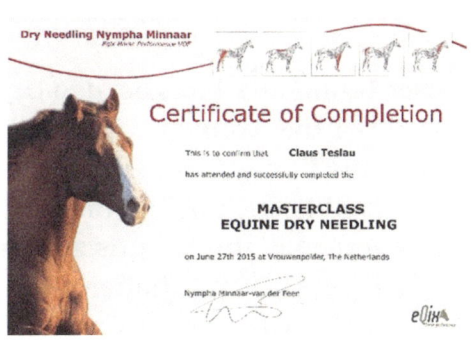

Aufgrund meiner langjährigen Erfahrung mit der Stresspunktmassage nach J. Meagher sowohl in der praktischen Anwendung als auch über viele Jahre als Dozent am DIPO (Deutsches Institut für Pferdeosteopathie, Dülmen) war es für mich einfach, zum Thema Dry Needling nun selber ein Kurskonzept zu entwickeln. So kam es, zunächst gemeinsam mit einer Kollegin, etwa 2012 zum ersten Dry-Needling-Kurs für Pferdetherapeuten in Emsdetten. Die Nachfrage war enorm groß. Auch die Rezensionen und das Feedback unserer Teilnehmer über die erreichten therapeutischen Erfolge haben uns motiviert, unser Angebot auszuweiten, und es kam bald zu einem Aufbaukurs DN. Den Aufbaukurs konnten dann unsere vorherigen Teilnehmer besuchen.

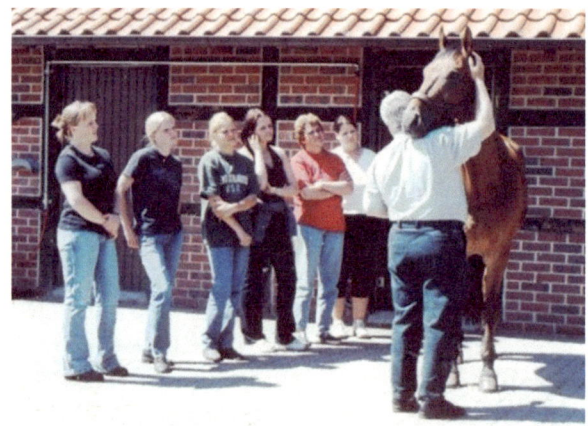

Mein erster Kurs Stresspunktmassage nach J. Meagher in Ladbergen

Unser Teilnehmerkreis bei den Dry-Needling-Kursen ging teilweise weit über die Grenzen Deutschlands und Europas hinaus, denn selbst aus Kanada hat eine Kollegin den weiten Weg (verbunden mit einem Besuch bei Freunden und Verwandten in Deutschland) nicht gescheut, um bei uns zu lernen.

Die wesentlichen Inhalte unserer Kurse bezogen sich auf die Zonen, die Schachinger als Grundlage ihrer Arbeit beschrieben hatte.

Schon immer war es uns besonders wichtig, den Teilnehmern einen umfangreichen Praxisanteil zu bieten. Das war manchmal aufgrund der begrenzten Anzahl der zur Verfügung stehenden Pferde schwierig, konnte aber durch Pferde, die uns von verschiedenen Besitzern gebracht wurden, immer ausgeglichen werden.

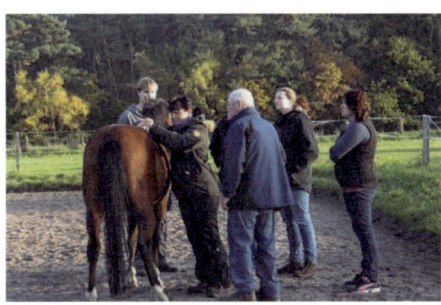 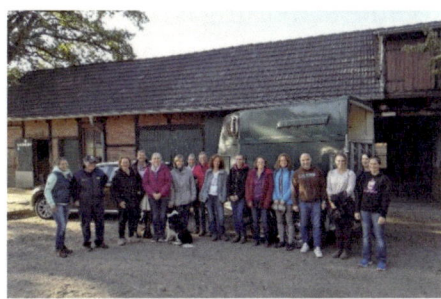

Nun ist dieses Buch in erster Linie für die Leser/innen gedacht, die bereits Kenntnisse über die Therapieform Deep Dry Needling haben. Vor allem auch bei denjenigen, die sich mit der Stresspunktmassage beschäftigt haben, wird diese Lektüre erheblich zur Ausweitung ihrer therapeutischen Möglichkeiten beitragen.

Deep Dry Needling bei Pferden wird mittlerweile in Deutschland an etlichen Instituten, Ausbildungsstätten oder Schulen angeboten/unterrichtet.

Ganz besonders wichtig ist es zu wissen, dass es sehr viele Zonen am Pferdekörper gibt, die mit dem tiefen System kaum oder gar nicht sicher und ohne Risiko zu therapieren/nadeln sind.

Ein wesentliches Erlebnis hat mich dann motiviert, nach weiteren Möglichkeiten neben dem bisherigen System des DDN zu suchen.

Bei einem unserer ersten Kurse wurde ein Pferd vorgestellt, an dem die ersten Nadeln im praktischen Unterricht gestochen werden sollten. Kurzum, es gab so gut wie keine Möglichkeit, eine Nadel zu platzieren. Dieses Pferd hatte eine ausgeprägte Nadelphobie.

Der Besitzer gestand mir, dass das Pferd sich sehr schlecht spritzen ließe; oft nur unter vorheriger leichter Sedierung (über das Futter).

Dies ließ mir keine Ruhe. Nach meinen ersten Informationen über Superficial Dry Needling bei Menschen habe ich dann erneut Kontakt mit dem Pferdebesitzer aufgenommen und um eine weitere Möglichkeit, dieses Pferd zu nadeln, gebeten.

Ohne Sedierung ist es dann gelungen, nach umfangreicher vorheriger Untersuchung und Palpation an den Stellen, die sich besonders auffällig präsentierten, Nadeln nur etwa 10–15 mm einzustechen. Schon während der Behandlung zeigte das Pferd deutliche Entspannungsmerkmale und weitere Nadeln konnten etwas einfacher eingestochen werden.

Trotzdem ist festzustellen, dass es immer wieder Pferde gibt, die sich oft nur mit viel Gegenwehr nadeln lassen. So blieb es auch bei dem vorhin genannten Beispiel. Allerdings berichtet die Fahrerin, dass bei den wenigen nur oberflächlich platzierten Nadeln das Pferd sich deutlich besser stellen ließ und die Wendigkeit in den Geländehindernissen erheblich verbessert wäre. Eine andere Behandlung habe nicht stattgefunden.

Dieses Ergebnis hat mich sehr nachdenklich gemacht.

Zur Erinnerung: Ich hatte nur wenige Nadeln und diese mehr aus Gewohnheit in Stresspunkte gestochen.

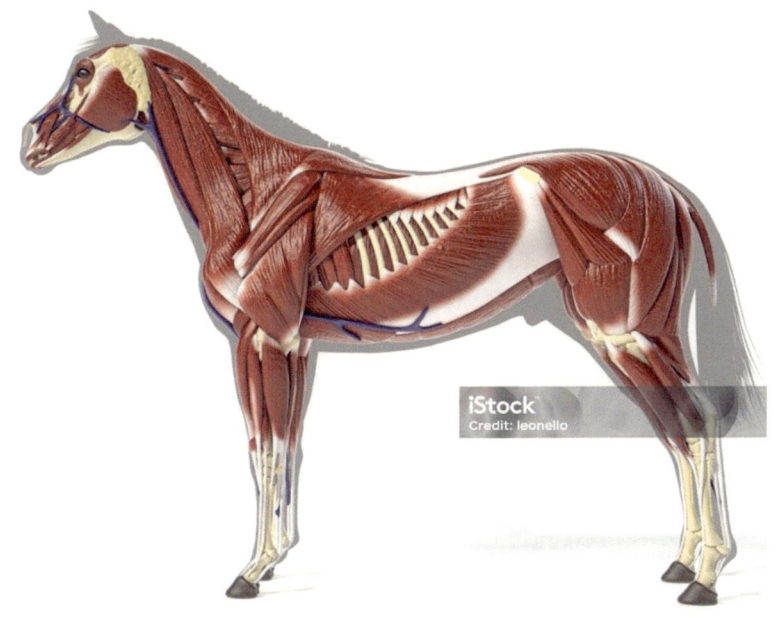

Eine Übersicht über die Lage der wichtigen Muskeln des Pferdes

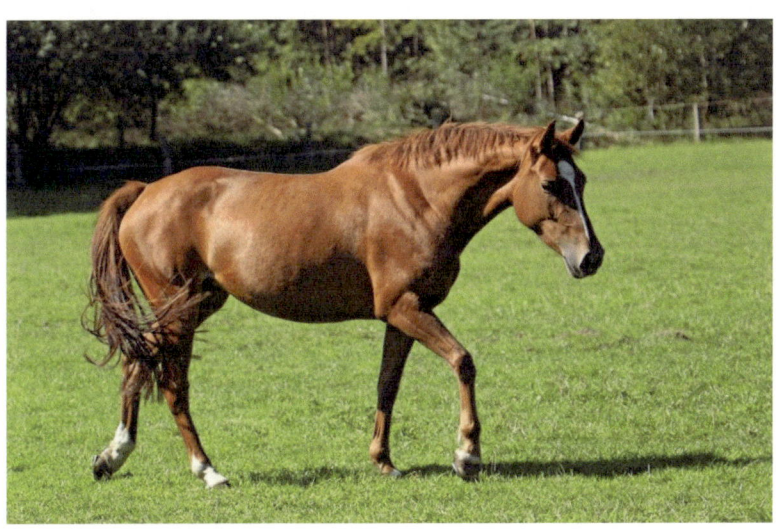

An dieser Stelle will ich einen weiteren Auszug aus der Dissertation des Jenaer Arztes Dr. Stefan Brugger einfügen, die für mich hochinteressante Vergleiche und Vorgehensweisen erklärt und auch mein Denken mit Blick auf die Verbindung zwischen SDN und SPM bestätigt.

Ischämische Kompression

Die Behandlung erfolgt wie von Simons et al. beschrieben (Simons et al. 1999). Zunächst wird der Patient entspannt gelagert. Der TrP in dem zu behandelnden Muskel wird nun vom Behandler mit einem Finger über 30 Sek. (Gemell 2008) unter starken Druck gesetzt. Der Druck ist dabei vom Patienten noch tolerierbar.

Trockenes Nadeln

Der Patient wird entspannt gelagert. Der TrP wird zwischen Daumen und Zeigefinger fixiert, eine sterile Einwegnadel nach Hautdesinfektion eingestochen und bis zum Erreichen des TrP vorsichtig, möglichst senkrecht zur Hautebene, vorgeschoben. Es folgt idealerweise eine lokale Zuckungsreaktion, die die Lage der Nadelspitze im TrP bestätigt, (Simons und Travell 2002) aber nicht notwendigerweise auftreten muss (Hong 1994). Diese Nadel wird dann für 30 Sek. belassen (Baldry 2005). Es wird eine möglichst dünne Nadel gewählt, um das Verletzungsrisiko auf ein absolutes Minimum zu reduzieren (triggerpunkt-therapie.ch Richtlinien 2014). Es kamen sterile Nadeln mit 0,20 x 15 mm der Seirin Corporation, Shizuoka, Japan, zur Anwendung.

Dr. Brugger hat die beiden Techniken **DRY NEEDLING** (die Nadel aber nur 30 s lang gemäß den Vorgaben von Dr. Baldry im Gewebe belassen) und diese dann mit der Technik *ISCHÄMISCHE KOM-PRESSION* verglichen.

Genau in diesem Vergleich bewegt sich letztlich die Stresspunktmassage und das SDN und entspricht somit präzise meinem Denken und dem Anlass, dieses Buch zu schreiben.

Wobei ich die angesprochene ischämische Kompression mit dem tiefen Druck auf den SP als identisch ansehe.

Das Ergebnis der ischämischen Kompression beim Menschen ist ja durch Verfärbung auf der Haut zu erkennen. Logisch ist, dass das beim Pferd nicht zu sehen ist. Trotzdem findet sie statt, wenn ausreichender und langanhaltender Druck ausgeübt wird.

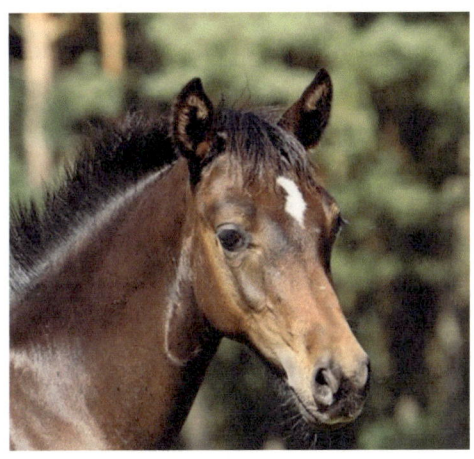

**Triggerpunktbehandlung im Vergleich
Sprühen und Dehnen und postisometrische Relaxation
sowie
trockenes Nadeln und Ischämische Kompression**

Dissertation zur Erlangung des akademischen Grades
doctor medicinac (Dr. med.)

vorgelegt dem Rat der Medizinischen Fakultät
Friedrich Schiller-Universität Jena

von Sebastian Brugger
geboren am 14.10.1970 in Friedrichshafen

Die komplette Dissertation ist unter www.db-thueringen.de *zu finden:*

Dass ich mich seit über 20 Jahren aktiv mit der SPM beschäftige, ist zumindest in Fachkreisen hinreichend bekannt. Dadurch hat sich natürlich ein riesiges Erfahrungspotenzial angesammelt.

Die Vorgehensweise ist bei der SPM so, dass man an den bekannten Punkten durch Druck mit Daumen oder Finger zunächst feststellt, ob der dem Punkt zugeordnete betroffene Muskel Verspannung durch unterschiedliche Reaktionen des Pferdes zeigt.

Die weitere Vorgehensweise besteht dann aus tiefem Druck, Reiben quer zur Faser (Querfriktion) und rhythmisches Drücken über den gesamten Muskelverlauf.

Stichwort tiefer Druck: Immer wieder haben die Teilnehmer unserer Kurse gefragt:

Wie tief oder wie fest darf ich drücken?

Nun haben wir nicht wie beim Menschen die Möglichkeit, eine Ischämie, verursacht durch Druck, zu erkennen. Somit bleibt die Antwort auf die Frage oben:

So tief oder so fest, wie das Pferd es zulässt.

Dabei ist festzustellen, dass insbesondere bei der Querfriktion, aber auch beim tiefen diagnostischen Druck, je nach Zustand der Muskulatur und der meist verklebten Muskelfasern, ein erheblicher

Schmerz entstehen kann. Nicht selten wird dann die weitere Behandlung des Patienten schwierig.

Anhand der nachfolgenden Fotos und des Gesichtsausdrucks des Ponys ist gut zu erkennen, wann die Behandlung wohl als angenehm empfunden wird und wann es möglicherweise schmerzhaft ist.

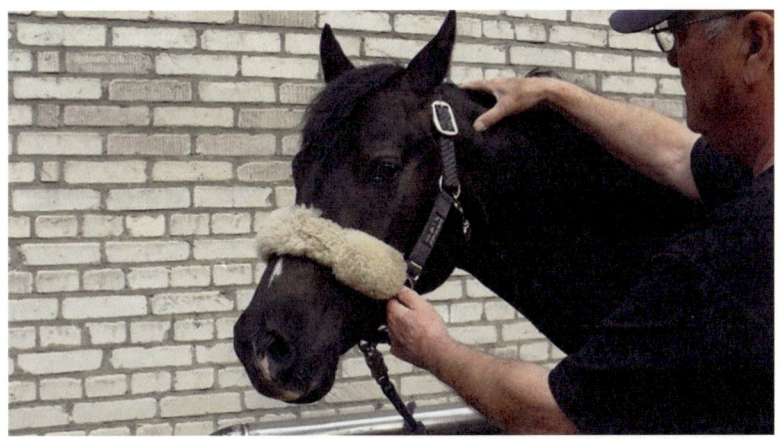

Foto 1: Direkter diagnostischer Druck

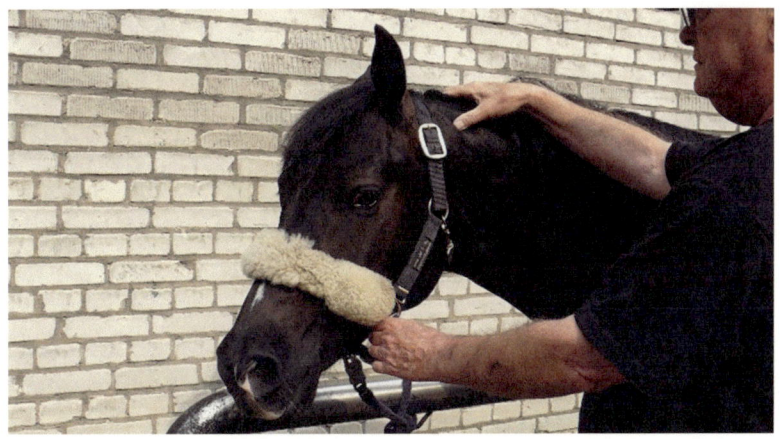

Foto 2: Beginnende Querfriktion

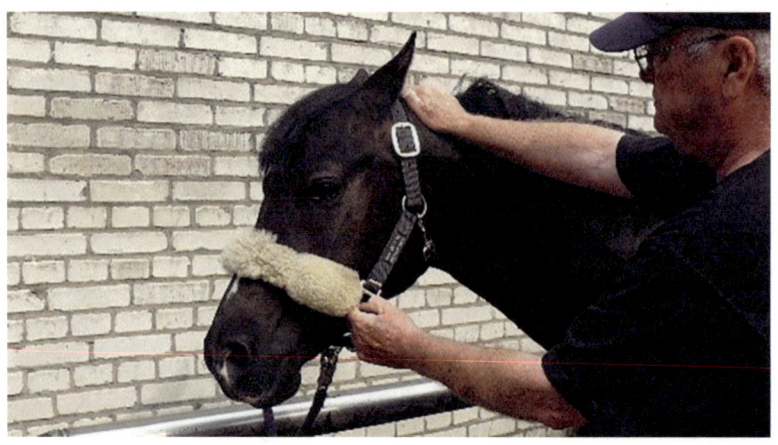

Foto 3: Rhythmischer Druck über den gesamten Muskel

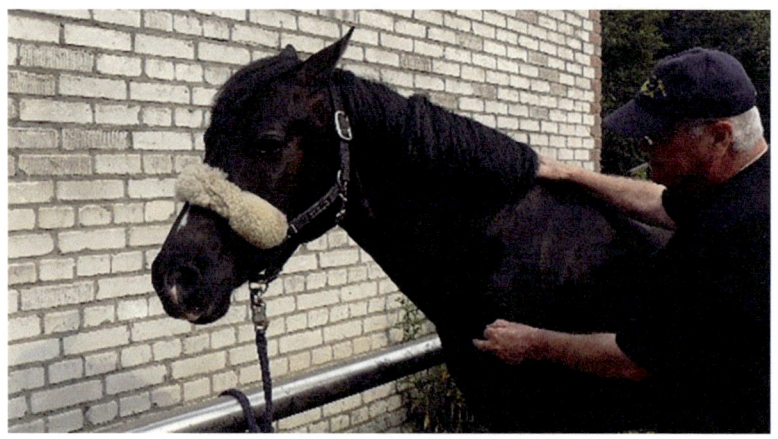

Foto 4: Auch hier zeigt uns der Gesichtsausdruck des Ponys
deutliches Missfallen bei einer leichten Querfriktion

Man kann sicher durch vorheriges Aufwärmen in der Region etwas die Schmerzhaftigkeit reduzieren oder, wie J. Meagher empfiehlt, durch die vorherige Anwendung von Kälte (Eislolly oder Cold Pack). Das ist in der Praxis und im ambulanten Bereich nur selten möglich und nach meiner Meinung auch nicht empfehlenswert.

Wer jemals von einem Physiotherapeuten bei sich die Erfahrung machen konnte, wie Querfriktion schmerzt, wird dies sehr gut verstehen.

So bin ich dann auf den Gedanken gekommen, dass man doch an den 25 oder sogar weiteren Stresspunkten durch SDN ein ähnliches Ergebnis wie mit den drei Techniken beschrieben erreichen könnte.

Schon jetzt ist zu sagen, dass dies an den meisten Muskeln, die sich auch zur SPM eignen, zu erwarten ist.

Nun stellt sich die Frage, warum soll man überhaupt eine Therapie (SDN) wählen, wenn eine ähnliche Form (DDN) sich mittlerweile sehr etabliert hat und es sich viele Möglichkeiten anbieten, diese beim Pferd angewendet, zu erlernen.

Meine Meinung dazu ist sehr eindeutig.

Die tiefe Form des Dry Needling birgt manchmal Gefahren für Mensch und auch für das Pferd. Dies gilt besonders bei der Therapie an der gesamten Hinterhand. Zudem ist das tiefe Nadeln letztlich nur in den dafür geeigneten Muskeln oder Muskelgruppen möglich. Andere Regionen wie M. masseter z. B. oder der gesamte Verlauf des Long. dorsi sind nur schwer oder besser gar nicht zu nadeln.

Für die betroffenen Therapeuten ist es dabei aber auch bei allen anderen Regionen extrem wichtig, die Anatomie des Pferdes präzise zu kennen. Besonders wichtig sind die Bereiche, die z. B. einen Pneumothorax auslösen können. Sicher findet man in keinem Lehrskript oder in keiner sonstigen Anleitung den Hinweis, dass über dieser Region genadelt werden darf. Trotzdem gibt es LEIDER Meinungen nachzulesen, die daran denken, die Intercostalmuskulatur speziell bei atemwegserkrankten Pferden mit Nadeln zu behandeln. Richtig ist natürlich, dass die gesamte Muskulatur, die die Atmung beeinflusst, bei Pferden, die mit einer chronischen Bronchitis belastet sind, erheblich angespannt wird und sich bestimmt dort Verspannungen und auch Trigger bilden können oder gebildet haben.

Andererseits gibt es ja in der klassischen Akupunktur durchaus Regionen am gesamten Rumpf des Pferdes, wo genadelt wird. Dabei denke ich z. B. an den Verlauf des Gallenblasenmeridians oder auch die Mu-Punkte (aus der Shu/Mu-Technik der Akupunktur), die sich ja an mehreren Rumpfstellen befinden.

Das bedeutet aber nicht, dass ich empfehle über der Lunge SDN einzusetzen.

Wie bereits angemerkt, gibt es bei DDN aber etliche Körperpartien beim Pferd, die für diese Technik nur eingeschränkt oder nicht geeignet sind.

Alleine deshalb lohnt es sich, sich mit SDN zu beschäftigen und die Möglichkeiten zur Anwendung bei Pferden genauer zu betrachten.

In den letzten Jahren ist der Eindruck entstanden, dass Dry Needling für Pferde erst jetzt entdeckt wurde. Wenn man mal etwas forscht, so gibt es eine verwandte Form, die der Akupunktur zugeordnet wurde. Es geht um LOCUS-DOLENDI-STECHEN.

Locus-Dolendi-Stechen

Frei übersetzt: lokales Schmerzstechen. Eine gute Beschreibung dieser Form findet man im Akupunkturlehrbuch des Tierarztes Dr. med. vet. Erwin Westermayer bzw. im neueren Atlas seines Sohnes. Natürlich handelt es sich bei dem exzellenten Werk von Westermeyer in erster Linie um die Beschreibung der gesamten Veterinärakupunktur, das jetzt wieder verfügbar ist.

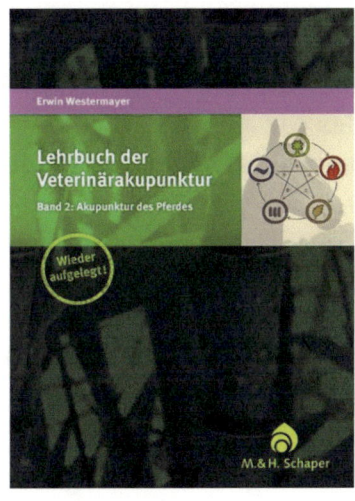

Hier mal ein
erster Eindruck.

Als Indikation beschreibt er: Das Locus-dolendi-Stechen ist bei jeder Erkrankung möglich, die mit lokal umschriebenen Prozessen einhergeht.

Als Beispiel: Schwellungen, lokale Gelenkbeschwerden, Abszesse oder diffuse umschriebene Schmerzzustände im Bewegungsapparat.

Die Prognose wird als manchmal überraschend, aber manchmal mit nur kurzfristiger Besserung beschrieben, sodass die Behandlung in einzelnen Fällen öfter wiederholt werden muss.

Dr. Westermayer schreibt im Abschnitt Symptomatische Akupunkturbehandlung zum

LOCUS-DOLENDI-STECHEN:

Diese Therapieform benötigt die geringsten Kenntnisse – nämlich keine. (Sagte der Tierarzt.)

Meine Anmerkung dazu ist: Diese Aussage gilt natürlich für ausgebildete (Tier-)Mediziner. Für die Kolleginnen und Kollegen, die sich bisher generell nicht mit Nadeln beschäftigt haben, sind selbstverständlich Vorkenntnisse erforderlich.

Weiter schreibt Westermayer: Es werden in der Nähe eines umschriebenen Erkrankungsherdes die ad hoc auftretenden druckschmerzhaften **oder im Tonus veränderten** Stellen gesucht und genadelt.

Auch hier meine Anmerkung zur Aussage von Westermayer:

Für alle Untersuchungen oder Diagnosen vor der Anwendung von welchem System auch immer, ist eine sorgfältige Palpation unerlässlich. Natürlich gehören profunde anatomische Kenntnisse ebenfalls dazu. Letzteres kann man gar nicht oft genug betonen.

Als Nächstes: die Indikationen.

Die Indikation ist zunächst betrachtet einfach.

Das Locus-dolendi-Stechen ist bei jeder Erkrankung möglich, die mit lokal umschriebenen Prozessen einhergeht.

Dies sind:
- Schwellungen
- lokale Gelenkbeschwerden
- Abszesse

Diffuse umschriebene Schmerzzustände im Bewegungsapparat
Allein die Vielzahl der Indikationen zeigt uns, dass mit dieser einfachen Methode deutlich mehr Probleme zu behandeln sind, als uns allgemein das Dry Needling und insbesondere das Deep Dry Needling bieten. Da geht es in der gesamten Literatur mehr oder weniger um Triggerausbildungen in der Muskulatur.

Allein von daher lohnt es, sich mit dieser Methode eingehend zu beschäftigen.

Als **Prognose** nennt Westermayer:

Je nach Art der Erkrankung wird eine mehr oder weniger kurzfristige Besserung der Beschwerden eintreten. Die Wirkung ist manchmal überraschend, hält aber meistens nicht an, sodass die Behandlung oft wiederholt werden muss. So wie es zur Abheilung kommt, verschwinden auch die druckdolenten Stellen; wenn diese schmerzhaft bleiben ohne sonstige Symptome, wird die Erkrankung erneut aufflammen. Es muss dann erfahrungsgemäß recht häufig behandelt werden.

Abszesse
Man kann davon ausgehen, dass genadelte präakute Abszesse innerhalb kürzester Zeit reif werden. Der entzündete Bereich wird nadelkissenähnlich kreisförmig oder in Ovalen gestochen.

Wenn man sich diese Aussage mal vor Augen führt, kann diese einfache Technik doch in vielen derartigen Fällen für Abhilfe sorgen.

Gelenkbeschwerden
Es ist meist eine Verminderung der Schmerzhaftigkeit und eine Verbesserung der Beweglichkeit zu konstatieren. Locus-dolendi-Stechen hat hier nur gelegentlich eine dauerhafte Wirkung, die Beschwerden kehren zurück.

Natürlich ist von meiner Seite dazu anzumerken, dass der Bereich der Gelenkbeschwerden so vielschichtig sein kann, dass die beschriebene Form Locus dolendi sicher nur als eventuelle Ergänzung zur tierärztlichen, naturheilkundlichen oder gezielten Akupunktur zu sehen ist.

Allerdings bliebe zu überlegen, ob und inwieweit man bei bestehender Arthrose mit dieser Therapie dem betroffenen Pferd etwas Erleichterung bringen kann. Dazu muss aber in jedem Fall diese Vorgehensweise unbedingt mit dem jeweiligen Tierarzt abgestimmt werden. Außerdem muss darüber nachgedacht werden, inwieweit eine Behandlung durch Entspannung der gelenkversorgenden Muskeln überhaupt sinnvoll ist. Vielen ist bekannt, dass Muskeln um betroffene Gelenke eine Schutzspannung aufbauen. Wenn die dann durch beschriebene oder auch andere Maßnahmen genommen wird, kann es durchaus passieren, dass eine alte Lahmheit wieder vermehrt auftritt. Ob das dann sinnvoll ist, bleibt dahingestellt.

Schwellungen

In Abhängigkeit von der Genese kann bei Schwellungen aufgrund akuter Traumata auf jeden Fall mit einer rapiden Abheilung gerechnet werden.

Dazu von meiner Seite: Wenn es uns gelingt, in der akuten Phase zum Pferd zu kommen, und ein Trauma hat stattgefunden, so bietet sich uns doch laut Westermayer eine nahezu phantastische Möglichkeit, sofort etwas zu unternehmen.

Schmerzen im Bewegungsapparat

Bei lokalisierten Befunden ist meist eine Besserung festzustellen.

Es ist davon auszugehen, dass zum Zeitpunkt der Entstehung seines Buches Dry Needling als Therapie so gut wie nicht bekannt war.

Trotzdem hier seine Ausführung zur möglichen Wirkung des Locus-dolendi-Stechens. Sie beruht nach seiner Erfahrung und Vermutung im Wesentlichen auf der besseren Durchblutung des gereizten Gebietes und den daraus resultierenden Folgen im immunologischen Zusammenhang. Die nachgewiesene Freisetzung von

Endorphinen im Akupunkturbereich kann möglicherweise auch an *Ad-hoc*-Stellen auftreten und die schmerzlindernde Wirkung erklären.

Die Punktsuche

Sofern hier von klaren Punkten gesprochen werden kann, bietet die Feststellung der empfindlichen Hautareale bei der Locus-dolendi-Methode keinerlei Schwierigkeiten.

Das betroffene Gebiet wird abgetastet und dort genadelt, wo eine Abwehrreaktion des Pferdes deutlich wird. Die betreffenden Stellen sind meist palpatorisch durch einen veränderten Tonus vom umliegenden Gewebe zu unterscheiden.

Stichtechnik

Es wird senkrecht zur Körperoberfläche genadelt; die Stichtiefe richtet sich nach den anatomischen Gegebenheiten.

Bei dem letzten Programmpunkt sind wir dann im Bereich des SDN oder DDN angekommen. Dazu dann später mehr.

Ebenso könnte man die von Westermayer beschriebenen PaM (Punkte außerhalb von Meridianen) oder auch Extrapunkte genannt der Schmerztherapie oder dem Dry Needling zuordnen. Natürlich kann man über diese meine Annahme diskutieren.

Diese Form der Behandlung, wie Westermeyer sie beschrieb, wird auch von einigen Neuraltherapeuten genutzt. Diese Punkte werden dort auch als DAWOS(Da-wo-es-weh-tut)-Punkte genannt.

Allerdings wird bei der Neuraltherapie ein Lokalanästhetikum intrakutan injiziert.

Ein kurzer Rückblick über die Entstehung der Therapie Dry Needling

Wie eingangs schon erwähnt, wurde diese Therapie umfangreich beim Menschen eingesetzt und im Detail auch die Wirksamkeit untersucht.

Die ersten, denen die Entdeckung etwa um 1950 zugeschrieben wurde bzw. von denen die erste Veröffentlichung zu sehen war, waren die US-Professoren Dr. J. Travell und Dr. David G. Simons.

Mit dem Namen **David G. Simons Academy** gibt es in der Schweiz ein namhaftes und international anerkanntes Institut, wo DDN und auch SDN sowie manuelle Triggerpunkttherapie unterrichtet werden.

Ebenfalls in der Schweiz und vor allem auch in den Niederlanden wird DDN bereits viel länger als in Deutschland von Pferdetherapeuten aller Fachrichtungen umfangreich eingesetzt.

Auch in anderen Erdteilen gibt es Fachleute, die über diese Therapie berichten.

Hier der Beitrag von Dr. med. vet. Victoria Hamilton, mit der ich schon über längere Zeit Kontakt pflege.

Dry Needling für Pferde

Von Dr. Victoria Hamilton – australische Tierärztin

Effektive Hilfe bei muskulären Schmerzen und Dysfunktionen

Dry Needling durchbricht chronische Schmerz-Teufelskreise und schafft langanhaltende Erleichterung. Es ist extrem effektiv bei Muskelproblemen, insbesondere von tiefliegenden Muskeln, die mit anderen Behandlungstechniken nur schwer bis gar nicht erreicht werden können.

Zudem ist es effektiv bei der Behandlung von Schmerzen neuropathischen Ursprungs und zur Stimulation der Ausbildung z. B. der wichtigen tiefliegenden Rumpfmuskeln.

Leistungspferde sind Sportler, die regelmäßig gecheckt und behandelt werden sollten, um ihnen zu helfen, ihr volles genetisches Potenzial zu erreichen und aufrechtzuerhalten.

Die Technik besteht in dem Einführen von feinen, aber soliden Nadeln in spezifische Punkte – die Triggerpunkte, ist extrem effektiv und führt häufig zu bemerkenswerten Ergebnissen bei der Behandlung schmerzhafter Muskulatur und gibt dieser ihre normale Funktion zurück.

Zwar kann das allgemeine Prinzip der Verwendung der Nadeln das Gleiche sein wie bei der Akupunktur, jedoch ist der Unterschied, dass das Dry Needling auf den westlichen neuroanatomischen und physiologischen Grundlagen basiert und die Behandlung sich auf den unmittelbaren Ort des Schmerzes oder die Muskelstörung ausrichtet.

Wie funktioniert es?

Um zu verstehen, wie Dry Needling funktioniert, ist es wichtig, etwas über Muskeln, myofasziale Erkrankungen und myofasziale Triggerpunkte zu lernen.

Es gibt drei Arten von Muskeln im Körper:

Skelettmuskeln, glatte Muskeln und die Herzmuskulatur.

*Die **Skelettmuskeln** haben Halte- und Bewegungsfunktion. Auch wenn die Funktionen der Kontrolle des Unterbewusstseins unterliegen, kann die Arbeit der Skelettmuskeln bewusst gesteuert werden. Somit bezeichnet man sie als die willkürliche Muskulatur.*

*Die **glatten Muskeln**, die wir in Organwänden und in Strukturen wie der Speiseröhre, Blase, Harnleiter, Harnröhre, den Blutgefäßen und Bronchien sowie dem Herz (**Herzmuskulatur**) finden, werden als unwillkürliche Muskulatur bezeichnet. Sie stehen nicht unter bewusster Kontrolle. Die Technik des Dry Needling wird nur an der willkürlichen Muskulatur verwendet, sodass sich die nachfolgende Diskussion nur auf diesen Muskeltyp bezieht.*

Gesunde Muskeln entspannen und kontrahieren unter nervalem Einfluss. Aber wenn Muskulatur aus irgendeinem Grund beschädigt ist, bleiben Muskelareale in einem fixen Stadium der Kontraktion bzw. in einer unfreiwilligen Verkürzung. Dies kann die Blutzufuhr in diesen kleinen Bereichen effektiv abschnüren, was dazu führt, dass die Zellen weiter irritiert werden und einen schädlichen Teufelskreis entstehen lassen.

Es entstehen die myofaszialen Triggerpunkte (MTPs). Schmerzen in MTPs können durch folgende Faktoren ausgelöst werden: Kompression, Dehnung, Überlastung und Kontraktion.

MTPs, die auf Kompression schmerzhaft reagieren, sind durch das Feedback der Patienten relativ einfach durch Palpation zu lokalisieren. Pferdebesitzer finden einige dieser Punkte, zumeist unbeabsichtigt, beim Putzen, Satteln oder Abspritzen. Deshalb ist es so wichtig, sich bei diesen Dingen Zeit zu nehmen, um eventuelle untypische Verhaltensveränderungen oder untypische Reaktionen bei Druck auf bestimmte Bereiche registrieren zu können.

Punkte, die auf Dehnung, Überlastung oder Kontraktion schmerzhaft reagieren, können schwieriger zu finden sein. Hier ist ein tieferes

Wissen über die Anatomie und Biomechanik der Pferde erforderlich. Manchmal hilft die mit den Besitzern erstellte Anamnese, die Punkte zu lokalisieren, ebenso wie die Beobachtung der Körperhaltung des stehenden Pferdes und die Beobachtung des Pferdes in Bewegung.

MTPs, die auf Dehnung schmerzhaft reagieren, schränken die Beweglichkeit in den verschiedenen Bewegungsrichtungen ein.

Beispielhaft sind Pferde, die unfähig sind, sich vorwärts-abwärts zu strecken, bzw. sie versuchen sich vorwärts-abwärts zu strecken und kommen dann schnell wieder hoch, weil es beginnt, schmerzhaft zu werden (durch die Dehnung!). Dies kann natürlich auch an mangelnder Balancefähigkeit liegen, aber eben auch o. g. Gründen unterliegen.

Pferde mit Triggerpunkten, die auf Überbelastung reagieren, können bis zu einem bestimmten Punkt gut mitarbeiten. Wenn jedoch eine schwierige neue Lektion gefordert ist, „laufen sie vor die Wand". Sie können es körperlich einfach nicht und weigern oder widersetzen sich. Ein Beispiel ist das Pferd, das eine Pirouette ohne Probleme ausführen kann – bis zu einer bestimmten Größe! Wenn die Pirouette kleiner werden soll, fallen sie im Galopp aus. Oft sagt man, dass es an einem Kraftdefizit liegt, aber manchmal können die Muskeln eben auf die Überbelastung mit Schmerz reagieren.

MTPs, die schmerzhaft auf Kontraktionen reagieren, zeigen unterschiedliche Reaktionen – abhängig vom betroffenen Muskel. Eine häufige und typische Reaktion ist ein Pferd, das bei niedriger Beanspruchung gerne und gut mitarbeitet, bei intensiver Arbeit (z. B. bei der Versammlung) aber Widerstand zeigt! Natürlich kann dies auch mangelndes Training und Vorbereitung sein oder aber ein Missverständnis in der Kommunikation. Wenn dies aber nicht der Fall ist, kann es einen physikalischen Grund für die Reaktion des Pferdes geben, der abgeklärt und behoben werden muss.

Das equine myofasziale Schmerzsyndrom ist eine persistierende, schmerzhafte Erkrankung der Muskeln und der umgebenden Faszien. Es kommt beim Pferd viel häufiger vor, als die Menschen es glauben, und ist oft der versteckte Grund für verminderte Leistungsfähigkeit und Verhaltensauffälligkeiten in der Laufbahn der Pferde.

Es kann sich auf die Biomechanik und Bewegung auswirken und auch dazu führen, dass tiefer liegende Strukturen der Extremitäten abnormen Verschleiß erfahren. Viele Leute haben Erfahrungen mit Muskelschmerzen und wissen, wie diese sie einschränken und schwächen können. Die Symptome des EMPS sind unglaublich variantenreich aufgrund der Tatsache, dass sowohl einer als auch mehrere Skelettmuskeln betroffen sein können, und die betroffenen Muskeln können sowohl schmerzhaft, schwach, steif oder sogar eine Kombination davon sein.

Zusatz:
1. Der betroffene Muskel arbeitet nicht korrekt und ist nicht in der Lage, seine Funktion auszuüben.
2. Indirekt: Der betroffene Muskel ist nicht fähig, sich zu entspannen und ausreichend zu verlängern, was wiederum die korrekte Funktion weiterer Muskeln im Körper verhindert. Ein Beispiel dafür ist, dass bei Verspannungen der Rückenmuskeln die Pferde nicht in der Lage sind, ihre Hinterhand ausreichend zu aktivieren.
3. Indirekt: Die Synergisten müssen mehr arbeiten, um die reduzierte Effektivität des betroffenen Muskels zu kompensieren.

Was bewirkt das Nadeln?

Das Einbringen von Nadeln in myofasziale Triggerpunkte stimuliert diese mechanisch und behandelt direkt die Schmerzursache, indem es die verkürzten Muskelfasern entspannt. Dies erkennt man an der lokalen Zuckungsantwort (local twitch response), gefolgt von der Entspannung des Muskels, einer Erhöhung der lokalen Durchblutung, Förderung der Heilung und Wiederherstellung der normalen Muskelfunktion.

Die Zuckungsantworten sind sowohl therapeutisches als auch diag-
nostisches Mittel. In einem gesunden Muskel würde keine Zuckungs-
antwort hervorgerufen werden können.

Es gibt eine Reihe von Hypothesen, wie das Dry Needling sich aus
physiologischer Sicht auf den Pferdekörper auswirkt. Es ist sehr wahr-
scheinlich, dass es eine Kombination dieser ist, entspannende Endor-
phine, die Freisetzung körpereigener Schmerzsubstanzen oder lokale
chemische Reaktionen um den Triggerpunkt herum.

Die Wichtigkeit der lokalen Zuckungsantwort wurde wissenschaft-
lich erwiesen und erklärt den unterschiedlichen Erfolg der Praktizie-
renden. Es wurde gezeigt, dass sich in Folge einer Zuckungsantwort
der pH-Wert und die biochemischen Ungleichgewichte normalisieren.
Diese biochemischen Prozesse sind an der Entzündung und an dem
Schmerzkontrollsystem beteiligt, und deren Normalisierung ist von
größter Bedeutung für die Heilung.

Nebenwirkungen

Die verwendeten sterilen Nadeln sind sehr dünn und flexibel; es wird
nichts injiziert (daher der Begriff „trocken") und kein Strom verwendet.

Die Nadeln können im sich kontrahierenden Muskel verbiegen und
zu minimalen Schäden im Gewebe führen. Dies kann auch dann pas-
sieren, wenn sich das Pferd mit einer eingebrachten sehr langen Nadel
bewegt. Diese Nebeneffekte sind selten, aber wie bei jeglichen medizi-
nischen Eingriffen sind sie möglich.

Die häufigsten Nebenwirkungen sind die einer Infektion und das
Risiko, ein kleines Blutgefäß oder einen Nerv zu treffen. Das Risiko
einer Infektion wird durch die einmalige Verwendung steriler Nadeln
minimiert.

Bei jeglichen Zeichen einer Hautinfektion darf nicht genadelt wer-
den. Da die Haut durchdrungen wird, muss der Tetanusimpfstatus vor
der Behandlung auf dem neuesten Stand sein. Gelegentlich kann die

Nadel einen Nerv treffen bzw. sich in unmittelbarer Nähe eines Nervs befinden. Die Pferde reagieren dann in unterschiedlichem Ausmaß. In diesem Fall muss die Nadel direkt entfernt oder umgeleitet werden. Dies kann in 0,5 % der Fälle passieren (wie bei Injektionsnadeln).

Die meisten Pferde dösen während der Behandlung; wenn sie dann sehr plötzlich wach werden und sich bewegen, kann dies ein Zeichen sein, dass ein Nerv getroffen wurde. Im schlimmsten Fall heben sie dann ein Bein oder schlagen mit dem Schweif, als wenn eine Fliege sie beißen würde. Der Tierärzteverband in jedem Land entscheidet über das Reglement, wer Dry Needling ausführen darf. Im westlichen Australien darf es nur von registrierten Tierärzten ausgeführt werden.

Das Dry Needling kann auch bei der Stimulation der tiefen Rumpfmuskeln effektiv sein. Die Praktizierenden müssen hier ein außergewöhnlich gutes anatomisches Wissen haben, um die Nadeln in diese gefährlichen Bereiche zu bringen.

Nicht alle Muskeln können wegen ihrer Nähe zu Gelenkkapseln, Hauptnerven, Gefäßen, Körperhöhlen und Organen mit Dry Needling behandelt werden. Andere Muskeln verlangen eine anspruchsvolle Technik des Praktizierenden, z. B. wenn Muskeln in der unmittelbaren Nähe von knöchernen Vorsprüngen genadelt werden sollen.

Insgesamt ist ein gründliches Verständnis der Biomechanik des Pferdes essentiell für den Gesamterfolg der Behandlung. Dies ist nicht nur hilfreich für das Auffinden von besonders auffällig verspannter Muskulatur, sondern ebenso für die Aktivierung und Entwicklung inaktiver Muskeln.

Mit dem Dry Needling werden chronische Schmerzzyklen unterbrochen und eine lang anhaltende Schmerzlinderung geboten. Die Nutzung von Zukunftstechniken wie dieser, gemeinsam mit einem soliden Management und guter Trainingspraxis, wird den Pferdebesitzern helfen, die Leistung ihrer Pferde zu optimieren.

Geschichte und Entwicklung

Auch wenn es eine relativ neue Technik in der Pferdebehandlung ist, wird Dry Needling beim Menschen bereits seit 1940 angewandt. Dr. Janet Travell, die Leibärztin von John F. Kennedy, war eine der Pioniere in der Diagnose und Behandlung von myofaszialen Schmerzen (Schmerzen des Muskels und seiner umgebenden Faszie). Myofaszialer Schmerz kommt von den sogenannten Triggerpunkten, also überempfindlichen kleinen Bereichen, die in jedem Muskel vorkommen können.

Das Konzept des Dry Needling ist das Einführen von Nadeln in myofasziale Triggerpunkte, aber wie in allen medizinischen Verfahren wird kontinuierlich weiter an Fortschritten hierzu gearbeitet.

Das Dry Needling wurde in den 80er Jahren von Dr. Chan Gunn CM, OBM, entwickelt. Er glaubte, dass einige Muskelschmerzen neuropathischer Herkunft sind, d. h., dass die Muskeln aufgrund einer Entzündung in der Umgebung von Spinalnerven verspannen und dass in diesen Fällen, wenn nur die Triggerpunkte in den betroffenen Muskeln behandelt werden, die Schmerzen wiederkehren würden. Wenn jedoch zusätzliche Nadeln in die paraspinale Muskulatur (neben der Wirbelsäule befindliche Muskulatur) eingeführt werden, also in unmittelbarer Nähe zu den austretenden Nerven, können gute Ergebnisse erzielt werden. Dies ist das Konzept der intramuskulären Stimulation.

Das oberflächliche Dry Needling ist ein 2005 von Dr. Peter Baldry entwickeltes Konzept, bei dem sehr flache Nadeln, zum Teil auch lediglich oberhalb der Triggerpunkte, eingebracht werden. Dies ist besonders für die Bereiche sehr nützlich, in denen es zu riskant wäre, tiefer zu nadeln, da dort liegende Strukturen geschädigt werden könnten.

Die Dry-Needling-Behandlung

Bei all den unterschiedlichen Zeichen, die ersichtlich sein können, ist noch jede Menge Detektivarbeit erforderlich, bevor die Behandlung beginnt. Nach einer gründlichen Anamnese wird die Statik des Pferdes bezüglich der Körperhaltung und des muskulären Entwicklungsstands überprüft.

Eine Menge lässt sich aus der bevorzugten Haltung ableiten sowie aus der Balance des Körpers, dem Hufwachstum und Anzeichen von Verschleiß im Unterschenkelbereich. Die Muskulatur muss hinsichtlich eines Druckschmerzes und abnormalen Tonus palpiert werden.

Dann müssen die Pferde in Bewegung beurteilt werden, also auf gerader Linie, auf verschiedenen Zirkeln und in Wendungen. Dies geschieht normalerweise an der Hand. Bei Reitpferden ist es besser, wenn diese auch unterm Sattel vorgestellt werden, um ein besseres Gesamtbild zu bekommen und Störfaktoren ausschließen zu können. Dies hilft auch zur besseren Planung des Rehabilitationsprogrammes, da der Ausbildungsstand des Pferdes und die Fähigkeit des Reiters besser einzuschätzen sind.

Bei der Beurteilung in der Bewegung geht es nicht nur einfach darum, zu beurteilen, ob das Pferd lahmt oder nicht. Besondere Aufmerksamkeit gilt der Reinheit der Gänge und der Taktsicherheit.

Oft arbeite ich die Pferde auch kurz selbst an der Hand, um ein Gefühl dafür zu bekommen, was es nicht versteht oder was der Grund z. B. für eine Steifigkeit in den Seitwärtsgängen sein könnte. Das macht auch die Überlegung für ein sinnvolles Übungsprogramm nach der Behandlung leichter.

Dann beginnt die systematische Arbeit am Pferd; das Fühlen der Hartspannstränge und Triggerpunkte. Unterschiedliche Nadellängen von 2 bis 10 cm werden in Abhängigkeit von dem zu behandelnden Muskel und natürlich von der Größe des Pferdes oder Ponys verwendet. Wenn die Nadel die Hautbarriere durchbrochen hat, wird die Nadel so oft in dem Gewebe bewegt, bis alle Triggerpunkte in diesem Areal deaktiviert sind.

Die Mehrheit der Pferde akzeptiert das Dry Needling sehr gut. Eine Sedation ist nur selten erforderlich. Auch Pferde, die vor den gewöhnlichen Injektionsnadeln Angst haben, bleiben meist gelassen. Die Verhaltensveränderungen, wenn sie das Loslassen der Schmerzen in der behandelten Muskulatur spüren, ist fantastisch. Die Effekte des Dry Needling sind unmittelbar sicht- und tastbar. Die Muskeln sehen voller aus, fühlen sich entspannter und weicher an.

Abhängig von den behandelten Muskeln bewegen sich die Pferde freier und schwingen mehr durch den gesamten Körper. Oft ist nur eine Behandlung notwendig und die meisten Pferde können am nächsten Tag wieder gearbeitet werden.

Autorin:
Dr. Victoria Hamilton
Australische Tierärztin, Trainerin und Dressurreiterin
(frei übersetzt)

Soweit der Beitrag von Dr. Hamilton.

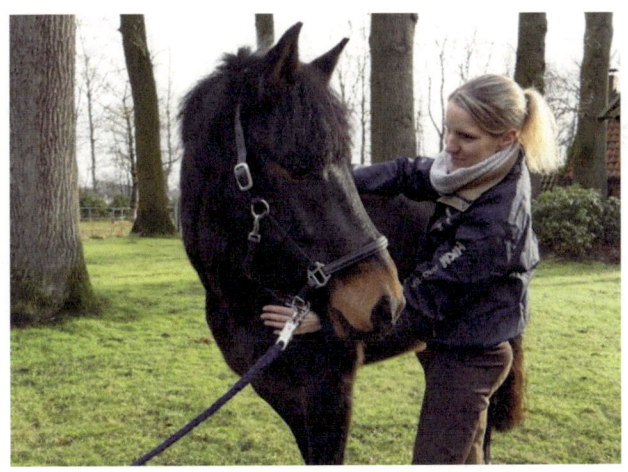

Beide, Pony und Reiterin, sind zufrieden,
wenn die Behandlung erfolgreich war

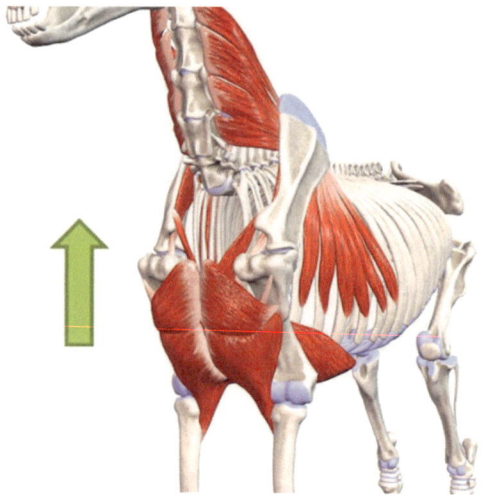

Viele Pferde sind in diesem Bereich derart fest, verspannt und schmerzempfindlich, das korrektes Tragen und Anheben des Brustkorbs auch ohne Reiter nicht (mehr) möglich ist.

Auszug aus dem Onlinelehrgang von © Chris Debski
www.pferde-gesund-bewegen.de

Diese Darstellung, und besonders die Aussagen meines Kollegen Chris Debski, dazu gibt uns immer mehr Anlass, nach Muskelproblemen zu suchen und mit effektiven Methoden zu behandeln.

Eine der besonders zu beachtenden Methoden ist **SDN (Superficial Dry Needling)**, oberflächliches Dry Needling, oder auch **SAS (Superficial Afferent Stimulation)** genannt. Beides sind die Bezeichnungen, die zum Entstehen dieses Buches geführt haben.

Dr. Peter Baldry wird international als der Entdecker der Triggerpunktakupunktur und des Systems der oberflächlichen Nadelung beschrieben.

Dr. Peter E. Baldry ist mit 95 Jahren am 17. Juni 2016 gestorben.

Seine Erfahrungen beim Menschen hat er in seinen viel beachteten Fachbüchern beschrieben.

Hier eine Zusammenfassung seiner Ansicht über SDN und DDN.

Conclusion

For the reasons stated above I submit that SDN is the treatment of choice for the vast majority of patients who suffer from uncomplicated MTrP nociceptive pain, and that DDN should be reserved for the minority of those in whom there is concomitant MTrP and nerve root compression pain.

Freie Übersetzung: Aus den obengenannten Gründen behaupte ich, dass SDN die Behandlung der Wahl für die überwiegende Mehrheit der Patienten ist, die unter unkomplizierten nozizeptiven MTrP-Schmerzen leiden, und dass DDN der Minderheit derjenigen vorbehalten bleiben sollte, bei denen gleichzeitig MTrP und Nervenwurzelkompressionsschmerzen auftreten.

Eine zentrale Aussage war, dass in den meisten Fällen die Ergebnisse einer Trigger-Point-Behandlung mit Superficial Dry Needling gleich oder in vielen Fällen sogar besser waren als mit DDN (Deep Dry Needling)

Besonders der kurze Hinweis von Hamilton auf die Möglichkeit des oberflächlichen Nadelns nach Baldry hat mich nicht ruhen lassen.

Schon 1983 haben Ärzte im Londoner Charing Cross Hospital Beweise für die Wirksamkeit von SDN bei Menschen in einer Studie vorgelegt.

Sie haben bei 17 Patienten mit chronischen myofaszialen Schmerzen, die aus TrP im unteren Rückenbereich entstehen, diese in zwei Gruppen eingeteilt.

Eine Gruppe bekam Nadeln eingestochen, die sich nur 4 mm im Gewebe befanden, und die andere Gruppe erhielt Placebos in Form von TENS an identischen Regionen.

Das Ergebnis: Die mit SDN behandelten Patienten berichteten von einer deutlichen Besserung, während die Kontrollgruppe keine wesentliche Veränderung verspürte.

Die Vorgehensweise von Baldry und Kollegen kann wie folgt beschrieben werden.

Zunächst wird durch Palpation festgestellt, wo sich durch entsprechende Schmerzäußerung des Pferdes ein TrP befinden könnte. Dort wird erneut punktueller Druck zur Absicherung der Diagnose und bei entsprechender Reaktion des Pferdes die Nadel etwa 10–15 mm oder max. 20 mm in das Gewebe gestochen.

Kurz darauf kann die Nadel bereits wieder entfernt werden und es wird erneut untersucht, um festzustellen, ob noch Druckdolenz besteht oder nicht. Bei erneuter Schmerzhaftigkeit wird die Nadel erneut eingestochen und etwa 3–4 min dort belassen. Um eine festere Verbindung mit dem Gewebe zu erreichen, kann die Nadel etwas, aber nicht vollständig raus- und wieder eingebracht werden und/oder leicht angedreht werden, um ein verbessertes Ergebnis zu erzielen.

Deshalb will ich jetzt hier an Beispielen, wo es zu empfehlen ist, mit SDN zu arbeiten, auf die Methode des Dr. Peter E. Baldry eingehen. Er hat festgestellt, dass es in den allermeisten Fällen sogar nicht sinnvoll ist, tief zu nadeln.

Das alleine hat mich veranlasst, dieses System, das sich in den Aussagen von Baldry auf die Anwendung beim Menschen bezieht, auch bei Pferden kennenzulernen und praktisch anzuwenden.

An dieser Stelle nochmal der wichtige Hinweis, dass wie so oft die Anwendung von medizinischen Techniken etc. bei Pferden auf Erkenntnissen und Erfahrungen beim Menschen basiert.

Seine Arbeit und die Erfolge des SDN erklärt Baldry u. a. mit der

GATE-CONTROL-THEORIE

Hier in Kurzform die Wirkungsweise der Gate-Control-Theorie erklärt:

Die beiden Pioniere der Schmerzforschung Ronald Melzack (Fachbereich Psychologie) und Patrick D. Wall (Fachbereich Neurowissenschaft)

haben die „Gate-Control-Theorie" bereits im Jahre 1965 entwickelt. Hier liegt die Erkenntnis zugrunde, dass bestimmte Mechanismen die Schmerzweiterleitung zum Gehirn blockieren können. Obwohl dem Körper ein Schmerz zugefügt wird, erreicht das durch diese Stimulation ausgelöste Signal nicht das Gehirn, wodurch der Sinneseindruck Schmerz nicht entstehen und kein Schmerz wahrgenommen werden kann.

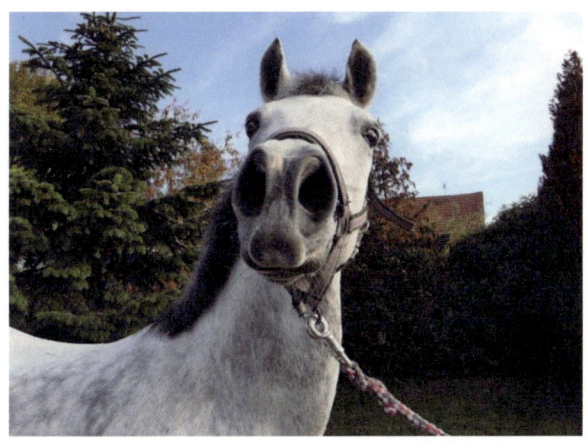

Oje, da kommt der mit den Nadeln.
Nachher geht es mir aber wieder besser.

Obwohl ich auf die oft schmerzhaften Reaktionen der Pferde vorher hingewiesen habe, bleibt aber durch entsprechende Palpation mit vorsichtigem Druck die Notwendigkeit einer Behandlung zu erkennen.

Hinzu kommt, dass man zudem bei allen Punkten und den weiter beschriebenen Muskeln immer auch auf **veränderten Tonus im jeweiligen Muskel achten muss.**

Sofern das feststellbar ist, kann man sicher davon ausgehen, dass sich in der Struktur des Muskels Veränderungen eingestellt haben, die es zu behandeln gilt.

Zunächst will ich auf die zu Beginn angesprochene Möglichkeit der SDN-Anwendung bei den meisten STRESSPUNKTEN, die J. Meagher beschrieben hat, und den weiteren Punkten, die in diesem Buch dazu zu sehen sind, eingehen.

Dabei ist zu beachten, dass bei den jetzt folgenden Stresspunkten immer der ganze Muskel gemeint ist und nicht nur die skizzierten Punkte.

Die Vorgehensweise

Je nach Anamnese und Vorbericht des Besitzers ist dann wie folgt vorzugehen.

Der Pferdekörper und/oder der betroffene Bereich werden zunächst mit oberflächlicher Palpation untersucht. Wenn sich dabei Auffälligkeiten zeigen, die auffällige Zone erneut, aber mit tiefer Palpation untersuchen, um die Stelle mit der stärksten Reaktion als Erste zu nadeln.

Hier wird eine erste Nadel (0,03 x 0,30 mm) etwa 15–20 mm tief eingestochen. Wobei die Tiefenangabe natürlich von der Größe des Pferdes abhängt. Bei einem Shetty wird nicht so tief gestochen.

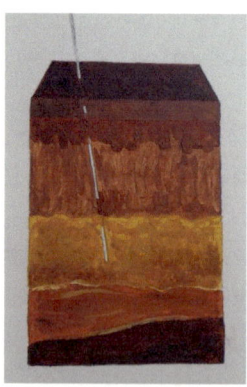

Ein Querschnitt durch die verschiedenen Schichten von der Haut bis zum Muskel

Wenn man bedenkt, dass die Haut des Pferdes je nach Körperpartie etwa 2,5–7 mm dick ist, erreicht die Nadel bei ca. 20 mm Stichtiefe immer die Schichten, die behandelt werden sollen.

Die Nadel wird wie fast in allen anderen Fällen mehrmals hoch und tief (eine Art Pumpbewegung) im Intervall auf und abwärts bewegt (die Nadel soll aber das Gewebe nicht verlassen, sodass z. B. ein neuer Einstich entsteht) und mehrfach angedreht. Danach ist zu prüfen, ob das Gewebe die Nadel festhält oder loslässt.

Dann ist erneut zu prüfen, ob weitere Schmerzpunkte zu lokalisieren sind. Sofern das der Fall ist, den Vorgang an der Stelle wie oben beschrieben fortsetzen.

Sollte weiter Druckdolenz bestehen, ist Folgendes zu erwägen:

Man steche die Nadel flach in Richtung Ansatz oder Ursprung ein. Oft ist erst dann eine Besserung zu erreichen. Dies gilt für alle Punkte, die für SDN beschrieben werden.

Beginnen wir mit dem ersten Punkt dem

M. rectus capitis lateralis, M. rectus capitis ventralis (SP 1)

Funktion:
- beidseitig: Beuger des Atlantookzipitalgelenks
- einseitig: Schiefsteller des Kopfes
- Strecker Atlantookzipitalgelenk
- Heber des Kopfes
- Ansatz: ventral am Okziput
- Ursprung: ventral am Atlas

Neben der Palpation ist nachfolgende Technik geeignet, bei diesen Muskeln Verspannung festzustellen.

Wenn bei leichtem Überstrecken des Kopfes nach oben sofort Widerstand erfolgt kann das ein Hinweis sein, an der Muskelgruppe mit SDN oder einer anderen Technik zu behandeln.

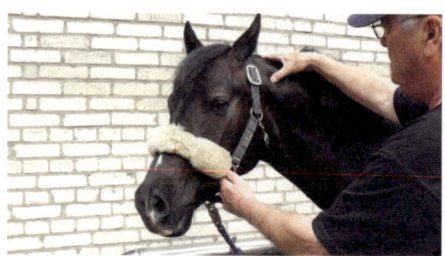 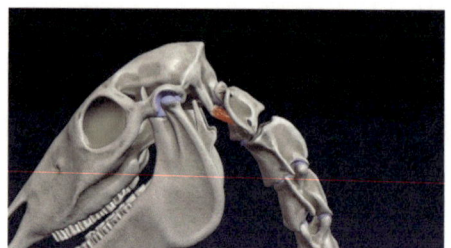

Diese Bezeichnung hat Meagher gewählt, obwohl dieser Muskel mehr in der Tiefe liegt und von den beiden M. rectus capitis ventralis und M. rectus capitis lateralis fast überlagert wird.

Wie auf den Fotos eingangs zu sehen ist, wird fast jedes Pferd, das in diesen Bereichen muskuläre Verspannung hat, mit Abwehr auf Druck reagieren. Wenn dann noch Querfriktion hinzukommt, wird die Abwehr zunehmen.

Diese Region bietet sich für SDN geradezu an.

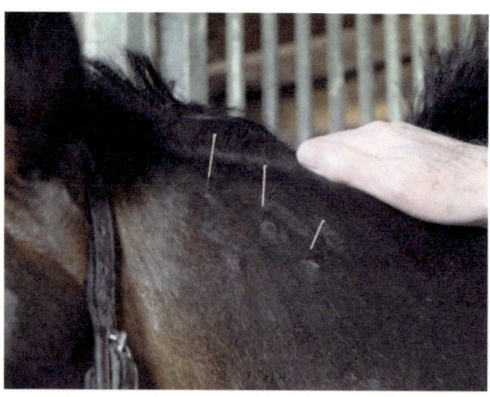 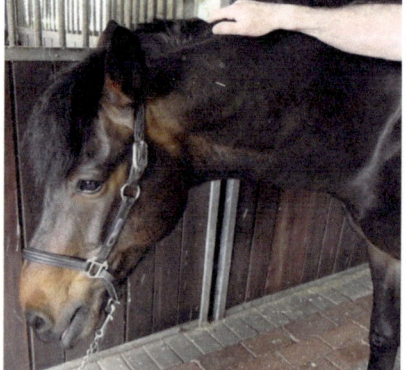

Die beiden Fotos in dem entsprechenden Muskelbereich zeigen deutlich, wie das Pony entspannt.

M. masseter

Der Kaumuskel ist beim Pferd einer der kräftigsten Muskeln in der Kopfregion.

Funktion:
- Bei beidseitiger Kontraktion wird der Unterkiefer gegen den Oberkiefer gezogen.
- Bei einseitiger Kontraktion sorgt er für die Mahlbewegung des Unterkiefers gegen den Oberkiefer.
- Ansatz: an der Mandibula
- Ursprung: Christa fascialis und am Jochbogen

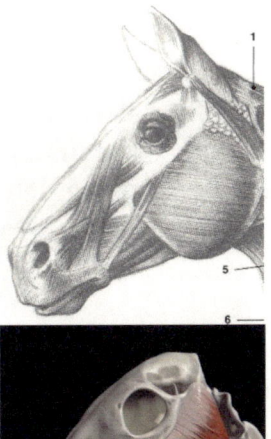
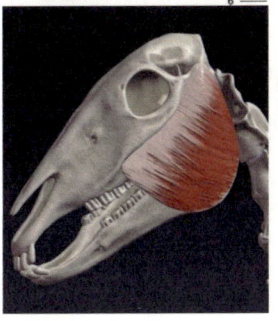
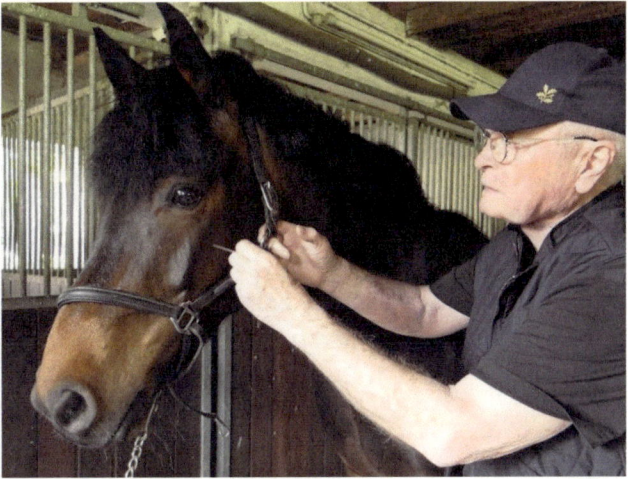

Hier sieht man die Stichrichtung, wenn an diesem Muskel genadelt wird.

Besondere Aufmerksamkeit sollte diesem Muskel geschenkt werden, wenn der Pferdezahnarzt festgestellt hat, dass die Schneidezähne zu lang waren und eine Kürzung vorgenommen wurde. Bei zu langen Schneidezähnen kann angenommen werden, dass das Pferd erheblich mehr Kaudruck in der Vergangenheit nötig hatte, um das Futter zu zermahlen und somit die Gefahr von Verspannungen und Triggerbildung vorhanden war.

Ebenso ist es bei der Anamnese wichtig zu erfahren, ob das Pferd oft und/oder stark gegen die Hand geht oder sich auf das Gebiss legt. Natürlich können auch unpassende Gebisse oder sonstige unpassende Ausrüstung am Kopf des Pferdes zu erheblicher Verspannung am Kaumuskel führen.

Auch diesem Muskel ist nach Meagher kein Stresspunkt zugeordnet worden. Andererseits aber wird man wohl bei Palpation dieses Muskels, insbesondere wenn man mit dem Finger und vorsichtigem Druck entlang der Jochbeinleiste geht, oft Abwehr, sprich Schmerzen feststellen können. Wenn man dann die Stelle mit der stärksten Abwehr gefunden hat, wird eine Nadel leicht quer zur Faser eingestochen und leicht angedreht. Die Nadel bleibt dort 3–4 min und wird dann gezogen. Neue Palpation zeigt uns, ob die angewendete Technik Erfolg hatte. Wenn das nicht so sein sollte, erneut nadeln und wie o. g. vorgehen.

M. brachiocephalicus (SP 2)

Funktion:
- bei festgestelltem Hals/Kopf: wichtigster Vorwärtsführer Gesamtgliedmaße
- bei festgestellten Gliedmaßen: Niederzieher, Fixator u. Rückwärtszieher Hals/Kopf

- bei einseitiger Wirkung: Seitwärtsbieger Hals/Kopf
- Ansatz: Claciculastreifen
- Ursprung: bei festgestelltem Kopf:
  Hinterhaupt (M. cleidocephalicus)
- bei festgestellten Gliedmaßen:
  Hinterhaupt (M. cleidobrachialis)

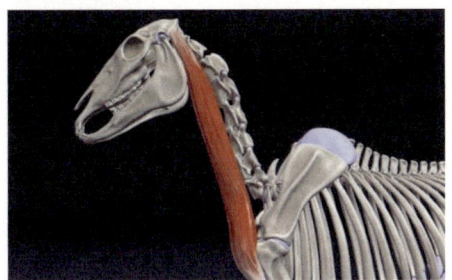

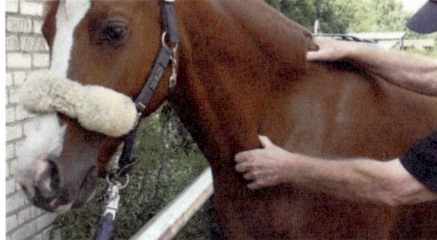
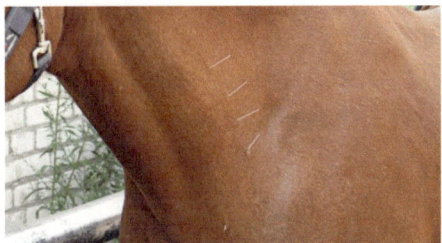

Hier am unteren Bildrand die Nadel, die sich noch im Bereich des M. brachiocephalicus befindet.

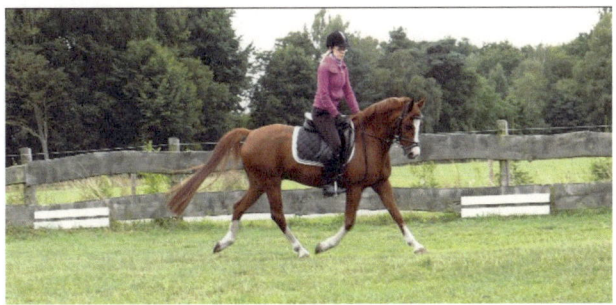

Auf dem Foto hier das Pony drei Tage nach der DN-Behandlung. Vorher war es nicht möglich, das Pony an die Hand zu reiten. Es wurde auch gefahren, da war es vorher noch viel schwieriger.

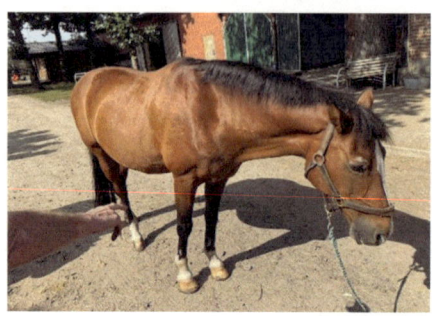

An diesem Muskelkomplex ist eindeutig das tiefe Nadeln (DDN) zu bevorzugen.

Deutlicher als bei diesem Pony kann man das von Schachinger beschriebene **Reffered Release** nicht darstellen.

Andererseits kann man darüber nachdenken, ob es nicht sinnvoll sein kann, trotzdem im oberen Bereich des M. brachiocephalicus mit kurzen Nadeln noch die Wirkung zu verstärken.

Wenn auch DDN zu bevorzugen ist, kann man bei Pferden mit Nadelphobie und schwierigem Einbringen von tiefen Nadeln immer einen Versuch mit SDN unternehmen, um dort für Entspannung zu sorgen.

Dem jetzt folgenden Punkt ist kein Stresspunkt nach Meagher zugeordnet. Mir erscheint es aber sehr wichtig, diesen Bereich zu erwähnen.

Es ist der Übergangsbereich vom M. brachiocephalicus zum M. pectoralis profundus.

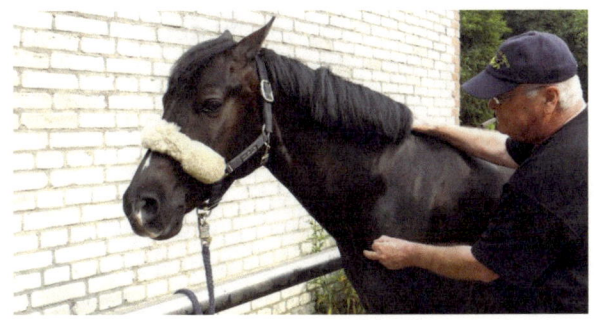

Querfriktion zur Diagnose.
Auch bei dem Pony deutliches Unbehagen im Gesichtsausdruck.

Besonders bei Pferden, die im Gespann eingesetzt werden und vielleicht auch an Turnieren teilnehmen, findet man oft dort regelrecht verhärtete Muskelstränge.

Da kann Querfriktion und die Reaktion des Pferdes darauf eine diagnostische Funktion haben. Wie sonst auch, mit geringem Druck den palpierenden Finger über diese Region hin und her bewegen. Findet man besagte Muskelstränge, ist von einer erheblichen Verspannung auszugehen.

Manchmal bemerkt man auch, dass bereits durch die diagnostische Querfriktion die vorher gefundenen Muskelstränge weniger geworden oder sogar ganz verschwunden sind. Trotzdem empfiehlt es sich, eine oder mehrere Nadeln mit geringer Tiefe zu platzieren.

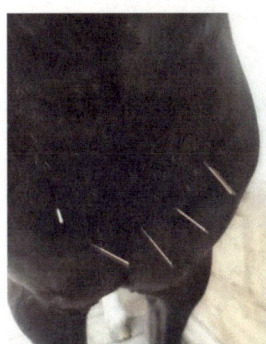

Hier eine Ansicht
des Locus-dolendi-
Stechens.

Auch dabei sind die angesprochenen Nadeln etwa in dieser Region in den M. pectoralis nur oberflächlich einzubringen.

Der Stresspunkt 3 Multifidus cervicis ist von seiner Lage weder für DDN noch für SDN geeignet. Wenn es erforderlich ist, dann besser mit der Technik von Meagher hinter das Schulterblatt greifen und dort die geeignete Massagetechnik anwenden.

M. subclavius

Funktion:
- unterstützt M. pectoralis profundus (= pars praescapularis)
- Ursprung: 1.–4. Rippenknorpel
- Ansatz: M. supraspinatus und Schulterfaszie

Um diesen Muskel zu behandeln, ist es erforderlich, hinter das Schulterblatt zu greifen.

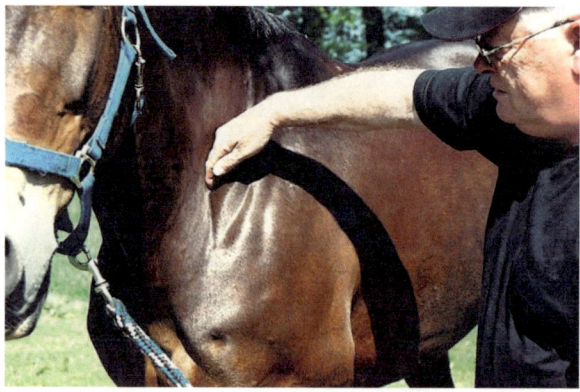

Hier ein Beispiel, wie man hinter das Schulterblatt greifen kann. Dabei ist zu beachten, dass der hier nachfolgend beschriebene M. subclavius nicht nach innen gedrückt wird, sondern deutlich vor die palpierende Hand kommt.

An diesem Muskel einen oder mehrere Trigger zu diagnostizieren, ist sehr schwierig. Man kann sich helfen, indem man anhand der Muskelfunktion die damit verbundenen Einschränkungen oder Veränderungen (z. B. im Bewegungsablauf) feststellt, um daraus dann den Schluss zu ziehen, ob hier genadelt werden soll oder nicht. Man kann je nach Pferdegröße sowohl oberflächlich als auch tief nadeln. Wenn man sich aber die Aussage von Baldry in Erinnerung ruft, die da lautet: SDN ist wirkungsvoller oder zumindest gleich gut wie DDN, dann würde ich immer die oberflächliche Version wählen.

Beim M. subclavius wurde ebenfalls von Meagher kein Stresspunkt beschrieben.

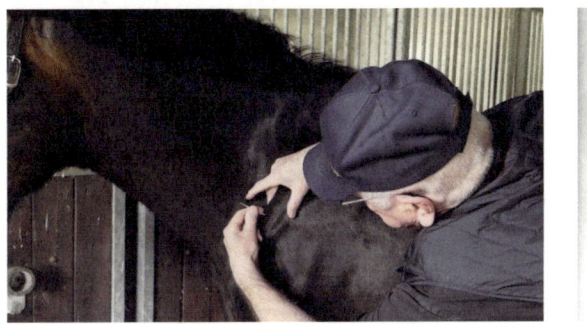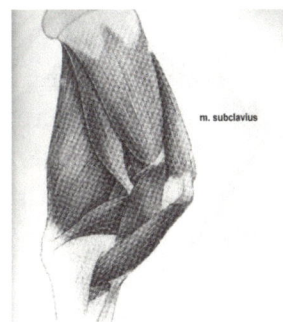

Diese Stichrichtung empfiehlt sich beim M. subclavius.

M. splenius

hat zwei Anteile, und zwar M. splenius capitis und M. splenius cervicis.

Funktion:
- Strecker des Halses und Aufrichter von Kopf und Hals bei beidseitiger Kontraktion. Bei einseitiger Kontraktion Lateralflexion von Kopf und Hals.

- Ansatz: Os occipitale für den Kopfteil
- Ursprung: Fascia thoracolumbalis, Proc. spinosus von Th 5 bis Th 3 lateral am Lig. nuchae

Diesem Muskel, wie in der Funktion zu sehen ist, kommt besonders bei Dressurpferden und in anderen Disziplinen wie z. B. Fahrsport eine besondere Bedeutung zu. Natürlich auch bei entsprechenden Rassen wie den Friesen oder den niederländischen Tuigpaarden, die in ihrer Anatomie ohnehin eine hohe Aufrichtung zeigen.

Demnach ist es unerlässlich, hier in der persönlichen Betrachtung, Untersuchung und Anamnese auf muskuläre Verspannungen zu achten bzw. sorgfältig danach zu suchen.

Als eine Untersuchungsmethode kann man z. B. den oberen Rand des Halses gegeneinander verwinden.

Sofern sich das Pferd dagegen erheblich wehrt, ist ziemlich sicher von massiver Verspannung auszugehen.

Auch ein veränderter lokal erhöhter Muskeltonus ist ein Hinweis auf mögliche Verspannung.

Wie bei den anderen Muskeln auch, eine oder mehrere Nadeln einstechen, andrehen und prüfen, wie verhält sich die Nadel, wenn sie gezogen wird. Bei leichtem Entnehmen erneut einstechen und mehrere Minuten im Gewebe belassen.

Es sollte zudem beachtet werden, dass bei Verspannung und Triggerbildung im M. splenius fast immer auch mit zunehmender Problematik in der Rückenmuskulatur zu rechnen ist.

Als Kontrolle wie zuvor vorgehen und das Pferd und seine Reaktion genau beobachten.

M. trapezius (SP 4, 5, 6)

Funktion:
- Feststeller der Schulter, Vorführer und Heber der Gesamtgliedmaße, unterstützt Abduktion, Seitwärtstreten
- Ansatz: Spina scapula
- Ursprung: dorsomedian in der Nackengegend sowie im Widerrist- und vorderen Rückenbereich

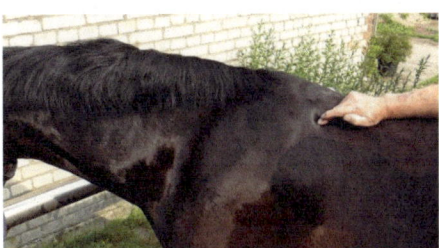 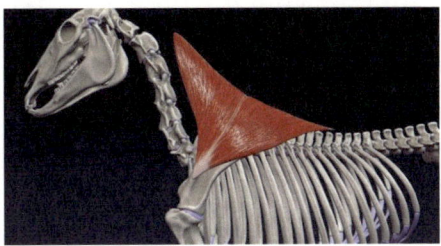

An diesem Muskel, der aus dem kaudalen und kranialen Teil besteht und sich mit dem kranialen Teil weit in Richtung Kopf befindet, besteht die Besonderheit, dass er sehr flach ausgebildet ist. Da versteht es sich von selbst, dass dort lange Nadeln und somit das DDN ausgeschlossen sind.

Auch wenn man die Nadel sehr flach einbringt, ist es absolut zu empfehlen, hier SDN zu nutzen. Selbst die kurze Nadel wird nach meiner Erfahrung auch flach eingestochen.

Andererseits finden wir an den Bereichen dieses Muskels zum Teil erhebliche Verspannungen, die nicht selten eine manuelle Therapie, egal mit welcher Technik, sehr schwierig machen kann. Er überdeckt zudem über eine große Fläche den M. romboideus.

Auch hier ist es manchmal sinnvoll, die Nadel in Richtung Ansatz oder Ursprung flach einzubringen, um ein besseres Ergebnis zu erhalten.

Bisher noch nicht beachtet, aber bei diesem Muskel und den in seiner Umgebung befindlichen Muskeln unbedingt den Sattel prüfen oder vom kompetenten Fachmann/-frau kontrollieren lassen. Gerade wenn ein Sattel nicht passt, werden Therapieerfolge ausbleiben.

Viele Probleme, die bei diesem Muskel vorkommen können, lassen sich aus der Funktion ableiten. Wenn da etwas nicht geht oder Widerstand kommt oder sogar der Reiter berichtet, dass sein Pferd immer wieder flüchten will, dann muss hier intensiv nach Triggern geforscht und behandelt werden.

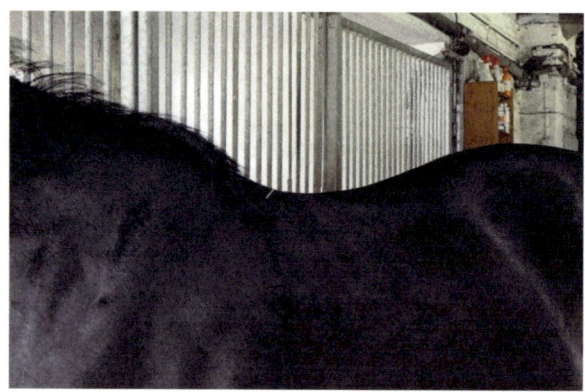

Nur eine Nadel war aufgrund vorheriger Palpation
am M. trapezius erforderlich.

M. supraspinatus (SP 7) / M. infraspinatus (SP 8)

Funktion 7:
• Fixator und Strecker Schultergelenk

Funktion 8:
• unterstützender Beuger (in Beugestellung); in beschriebenem Ausmaß, Abduktor und Supinator humerus

- Ansatz SP 7: Tuberculum majus humeri und Tuberculum minus humeri
- Ursprung SP 7: Fossa supraspinata
- Ansatz SP 8: Tuberculum majus humeri
- Ursprung SP 8: Fossa infraspinata und Spina scapulae

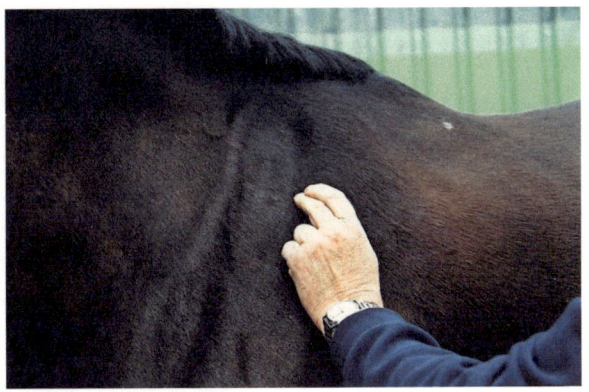

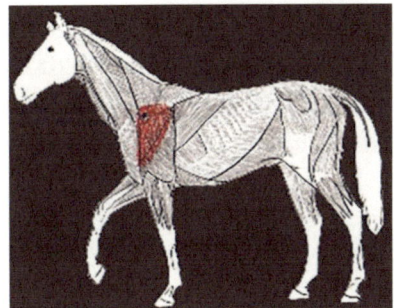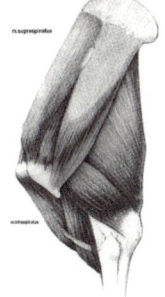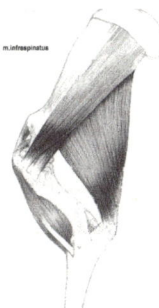

Als Orientierung dient die Spina scapula. In unmittelbarer Nähe davon empfiehlt es sich, den gesamten Bereich auf Druckschmerz abzutasten. Dann entscheiden, an welchem Punkt eine Nadel oberflächlich eingestochen wird.

Je nach Intensität des vorher gefundenen Schmerzpunktes die Nadel eventuell kurz und leicht hochziehen, ohne das Gewebe zu verlassen und durch drehen der Nadel einen besseren Kontakt mit dem Gewebe herstellen.

Diese Vorgehensweise gilt sowohl für M. supraspinatus als auch für M. infraspinatus.

An dieser Stelle möchte ich von einem Vorfall berichten, der schon etliche Jahre zurückliegt.

Es handelte sich um ein sehr gut gerittenes Pony, das sogar mit seiner hochtalentierten Reiterin im Kader vertreten war. Dieses Pony zeigt nach einem Sturz immer wiederkehrende Lahmheit an der Vorhand. Mir wurde berichtet, dass der Tierarzt bisher keine Ursache finden konnte. Nach meiner Untersuchung zeigte das Pony an allen Stresspunkten ebenfalls keinerlei Reaktion. Die junge Reiterin war den Tränen nahe und völlig verzweifelt. Einer Eingebung folgend und dem nochmaligen Hinweis, das Pony sei auf die Seite gefallen, habe ich dann die gesamte Region im Umfeld der Spina scapula abgetastet und untersucht. An einer Stelle, die kaum spürbar verdickt war, zeigte mir das Pony eine extrem schmerzhafte Reaktion. Darauf habe ich mit Einverständnis der Eltern den betroffenen Tierarzt angerufen und mein Ergebnis mitgeteilt.

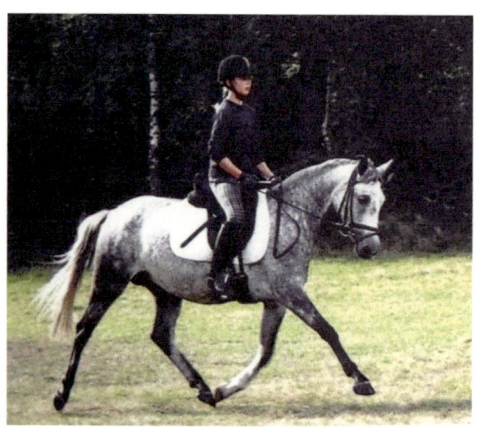

Wie ich später durch erneuten Kontakt, dieses Mal durch den Anruf des TA erfahren habe, befand sich dort ein verhärtetes Blutgerinnsel, das durch entsprechende tierärztliche Intervention beseitigt werden konnte und die Lahmheit verschwand.

M. serratus ventralis toracis (SP 9)

Funktion:
- Zurückziehen der Rippen, Verengung Brustkorb, wichtigster Teil des Aufhängegurtes des Stammes zwischen beiden Schultergliedmaßen

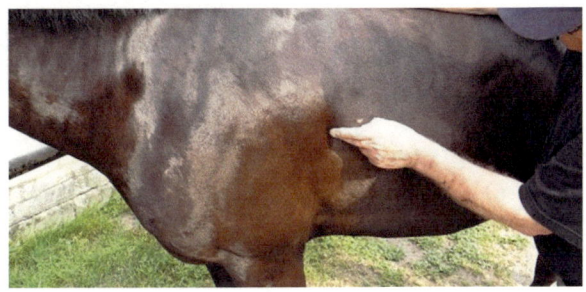

Wir befinden uns über dem vorderen Lungenbereich. Deshalb wird es von mir keine Empfehlung geben, dort zu nadeln, auch wenn es mit der kurzen Nadel und dem Einstich flach in Richtung Ursprung oder Ansatz wohl kein erhebliches Risiko darstellt, einen Pneumothorax zu erzeugen.

Trotzdem hier sollten Sie besser manuell arbeiten, wenn es erforderlich ist.

Anders verhält es sich im Halsbereich dieses Muskels. Dem **M. serratus ventralis cervicis.**

An dem Muskel ist immer auch SDN möglich, soweit man durch Palpation und/oder beobachtende Diagnose eine Notwendigkeit dazu feststellen kann.

M. triceps brachii (SP 10/11)

Funktion:
- Strecker Ellenbogengelenk; am Hangbein auch Beuger Schultergelenk
- Ansatz: Olekranon
- Ursprung: hinterer Schulterblattrand, lateral und medial am Humerus

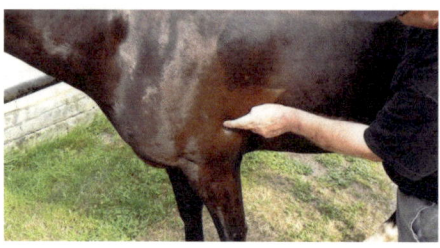 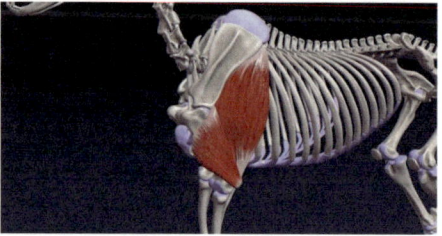

Dieser sich fast immer weich anfühlende Muskel kann dennoch viele Verspannungsmerkmale aufweisen.

Wie in der Skizze zu sehen ist, hat dieser Muskel eine deutliche Ausdehnung in Richtung Widerrist des Pferdes.

Über den gesamten Muskelbereich ist zunächst oberflächliche Palpation zu empfehlen, um eventuell vorhandene Trigger zu lokalisieren. Ebenso kommt es in dieser Region öfter zu tastbaren Veränderungen im Muskeltonus. Wenn das erkennbar ist, kann man ziemlich sicher von verspannter Muskulatur und einer Ausbildung von Triggerpunkten ausgehen.

Deshalb wie bisher auch zunächst eine Nadel 2 mm an der empfindlichsten Stelle tief einstechen, andrehen und/oder in Pumpbewegung auf und abwärts bewegen. Dann nach 2 min die Nadel entfernen und erneut manuell testen.

Auf dieser Skizze ist deutlich zu sehen, wie weit der M. trapezius sich in Richtung Hals ausdehnt und wo der M. deltoidus verläuft. Die hier angesprochenen Bereiche sind alle für SDN geeignet.

Eine Nadel am SP 11, wie er von Meagher beschrieben wird, empfiehlt sich nicht, da diese dann direkt auf die dort tastbare Sehne treffen könnte.

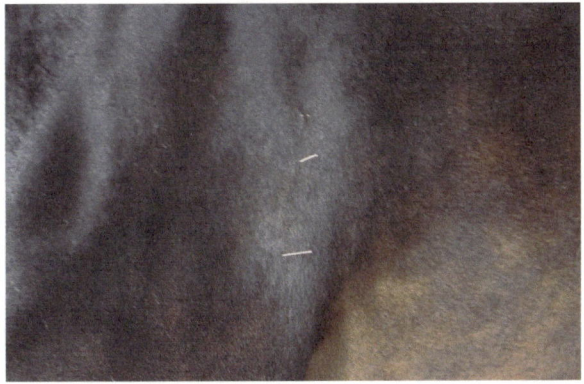

Drei Nadeln waren an den beiden Muskeln (M. triceps brachii und M. deltoideus) erforderlich, um nach der dann folgenden Kontrolle deutlich weichere Strukturen zu bekommen.

M. deltoideus

Funktion:
- Beuger Schultergelenk
- Ansatz: Tuberositas deltoidea
- Ursprung: Akromion, Spina scapulae

Dieser Muskel wurde auch nicht bei Meagher erwähnt. Trotzdem hat sich in der Praxis gezeigt, dass besonders bei tiefer Palpation Schmerzzeichen auslösbar waren. Wie bei diesem Muskel auch oft festzustellen ist, dass er sich oberflächlich weich anfühlt, besser eine oder sogar mehrere Nadeln nur wenig tief einstechen. Andrehen und prüfen, ob die Nadel eine festere Verbindung mit dem Gewebe eingegangen ist. Sofern dem so ist, die Nadeln durchaus bis zu 3–4 min vor Ort belassen. Erneute Palpation zeigt uns dann, ob sich der Zustand gebessert hat oder gleich geblieben ist. Wenn immer noch eine Reaktion erfolgt, erneut wie beschrieben vorgehen.

M. pectoralis superficialis (SP 12)

Funktion:
- verbindet Gliedmaße ventral mit Rumpf
- Adduktor der Vordergliedmaße; je nach Stellung auch Vor-/Rückwärtszieher
- bei fixierter Gliedmaße: Seitwärtszieher des Rumpfes

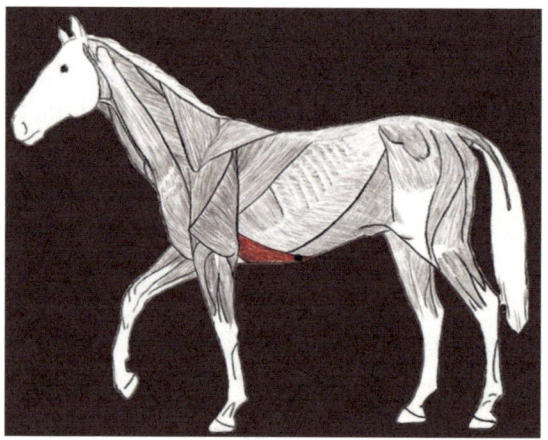

Hier die Skizze des M. pectoralis profundus
zur Ansicht

In meinen Kursen habe ich bei diesem Muskel immer darauf hingewiesen, dort nur Querfriktion vorzunehmen. Die bei der SPM vorgesehenen Funktionen wie direkter Druck und Massage über den gesamten Verlauf ist aufgrund der Lage deshalb nur schwierig durchzuführen.

Die Verwendung von Nadeln ist nur sehr eingeschränkt zu empfehlen. Sollten sich aber starke Verspannungen sicher diagnostizieren lassen, wäre zu überlegen, inwieweit eine Sedierung des Pferdes in Betracht zu ziehen ist. Mehr über das Thema sedieren in einem späteren Abschnitt.

M. longissimus (Latissimus dorsi) (SP 13)

Funktion:
- wichtigster Rückwärtszieher der Gesamtgliedmaße unter Beugung des Schultergelenks, Antagonist des M. brachiocephalicus. Bei fixierter Vordergließmaße: Vorzieher des Rumpfes (kann auch an dorsal-konkavem Durchbiegen des Rückens beteiligt sein)
- Ansatz: Hinterhauptsbein, Zacken an Kreuz- und Darmbein, Zitzen-, Dorn- und Querfortsätze der Wirbel, Rippen (Tuberositas musculi longissimi)
- Ursprung: Kreuz- und Darmbein

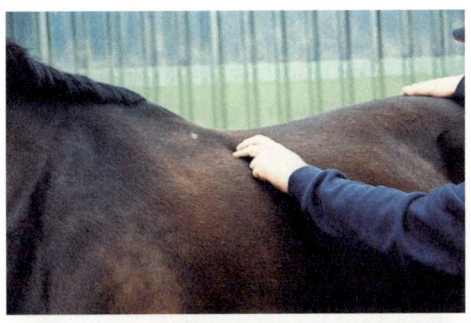
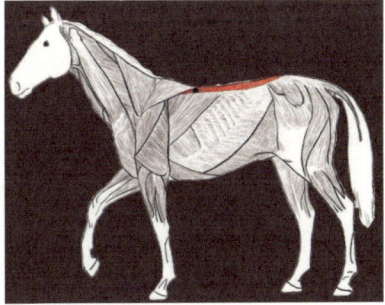

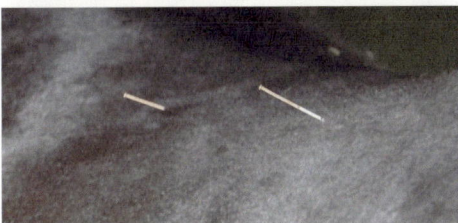

Flach eingebrachte Nadeln mit Stichrichtung Wirbelsäule

Hier finden wir eine der meisten Möglichkeiten, um SDN zu verwenden. Der Verlauf des Muskels ist zwar noch nicht über der Lunge genau zu lokalisieren, aber die Grenze zwischen Lunge und Muskel ist von außen nicht immer präzise zu erkennen. Zudem ist nicht immer ein Stethoskop vorhanden, um die Abgrenzung genau festzulegen.

Also ist man mit SDN absolut auf der sicheren Seite.

Wie folgt, geht man in der gesamten Region bis zum Beginn der Kruppe und nicht nur an dem Punkt vor: Zunächst flache Palpation, um bereits da vorhandene Reaktionen des Pferdes mit Schmerzäußerung zu erkennen, dann tiefe Palpation über den ganzen Muskelverlauf. Dabei sehr genau die Reaktion des Pferdes beobachten, und zuletzt den Punkt, der am stärksten reagiert, mit der ersten Nadel behandeln.

Die Stichtiefe sollte je nach Pferdegröße und Bemuskelung etwa 10–15 mm betragen. Um ganz sicherzugehen, kann die Nadel auch flach eingeschoben und/oder angedreht werden.

Nach etwa 2–3 min die Nadel entfernen und erneute Palpation.

Ich bin sehr sicher, dass bereits nach der ersten Nadel und der beschriebenen Vorgehensweise Reaktionen des Pferdes, wie gähnen, sich strecken oder tief ausatmen, uns zeigen, dass diese Therapie erfolgreich ist.

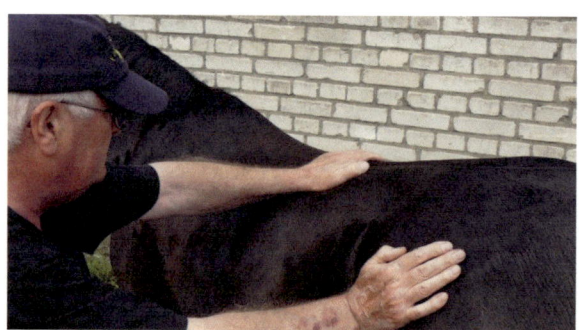

Tiefe Palpation über den langen Rückenmuskel

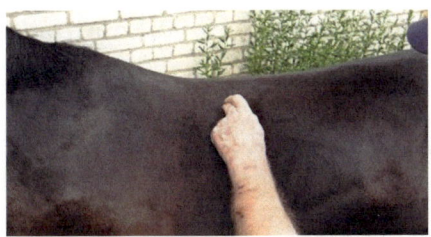

*Hier befindet sich der palpierende Finger (als angedeutete Querfriktion)
auf dem Weg in Richtung Kruppe bzw. SP 14.*

Aus Erfahrung ist festzustellen, dass in der Region mit Abstand die meisten muskulären Verspannungen mit einer großen Abfolge von Triggerpunkten zu erwarten sind.

Die Gründe können vielfältig sein. Deshalb ist an der Stelle einmal deutlich zu bemerken:

Wenn die Ursachen, die zur Entwicklung der gesamten hier dargestellten Probleme nicht abgestellt werden, nutzt auch die beste Therapie nichts. Das geht vom unpassenden Sattel über mangelndes Training und natürlich bis hin zur Reiterei, die dem Pferd und seinen Möglichkeiten anzupassen sind.

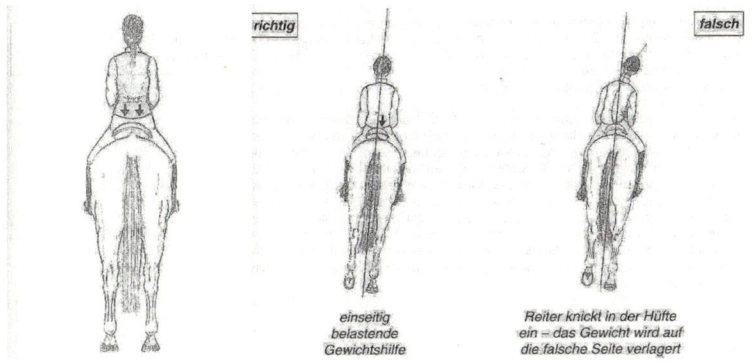

*Beide Skizzen mit freundlicher Genehmigung des FN Verlages, 28.
Auflage 2005; Entnommen aus Richtlinien Reiten und Fahren Band 1
Grundausbildung für Reiter und Pferd*

Dieses Beispiel zeigt einen sehr oft vorkommenden Fehler des Reiters.

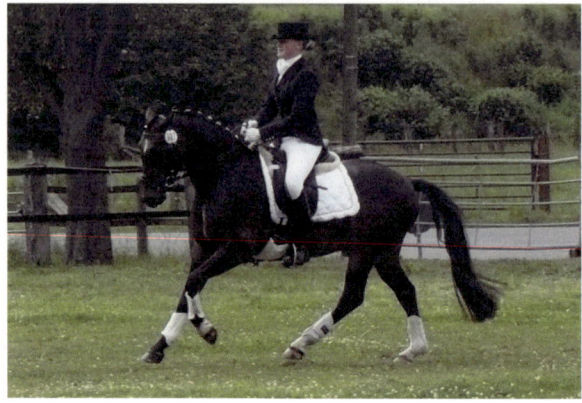

Korrekter Sitz und gefühlvolle Einwirkung bei der jungen Reiterin und dem ebenso jungen Pony zeugen von guter Aus- und Weiterbildung.

Egal ob unter dem Sattel oder wie hier an den Leinen, eine korrekte, gefühlvolle Einwirkung ist immer für die Gesunderhaltung des Pferdes förderlich.

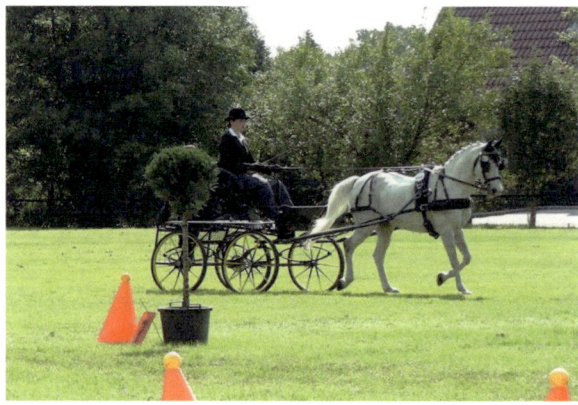

M. longissimus lumborum (SP 14)

(als Teil des gesamten langen Rückenmuskels)

Funktion:
- der gesamten langen Rückenmuskeln <u>beidseitig</u>: Feststellen/Strecken der Wirbelsäule (vor allem im Rückenbereich) sowie Heber Hals/Kopf.
- bei fixierter Hinterhand: Aufrichter Vorderkörper
- bei fixierter Vorhand: Durchbiegen des Rückens und Hochwerfen des Hinterteils (Ausschlagen)
- einseitig: Seitwärtsbiegung Wirbelsäule (vor allem Hals) und Drehung des Kopfes im Atlantoaxialgelenk

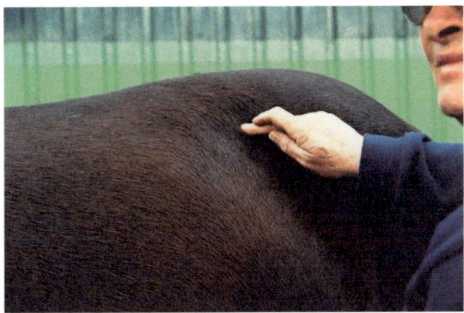 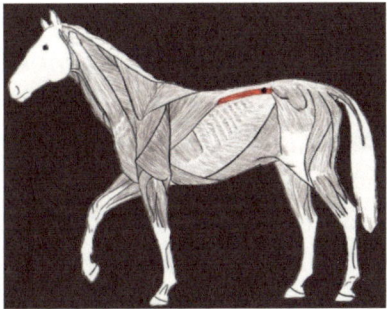

Dieser Teil des langen Rückenmuskels gibt uns bei der Palpation sehr oft Aufschluss über den Spannungszustand der ganzen Region. Der SP 14 liegt genau auf halber Strecke zwischen der letzten Rippe und der Spitze des Tuber Coxae.

Bei Dressurpferden und besonders bei denjenigen, die bereits etwas älter sind und schon lange in dieser Disziplin eingesetzt waren, kann man in einigen Fällen dort sogar eine beginnende oder schon ausgeprägte Ossifikation feststellen.
Ob wir dann noch mit Massagen und/oder mit der hier beschrie-

benen Nadeltechnik etwas bewirken können, ist sehr schwer vorherzusagen.

Nach meiner Einschätzung wird es zumindest sehr viele Sitzungen geben, um Erfolg zu haben. Bei manifestierter Verknöcherung ist das aber kaum zu erwarten.

Deshalb hier der Hinweis: Wenn wir an diese Stelle kommen, immer sehr genau testen und fast immer mehrmals behandeln, egal ob tiefer Druck und/oder Nadel.

Es liegt schon in der Beurteilung des Therapeuten, wie da vorzugehen ist und welche mögliche Therapie (z. B. Laser oder Akupunktur oder amplitudenmodulierte Frequenzen und auch Ultraschall können vielleicht helfen), die in diesem Buch nicht angesprochen wird, besser geeignet sein kann.

M. glutaeus medius, M. profundus (SP 15)

Übergang von der Kruppenmuskulatur zum langen Rückenmuskel.

Funktion M. glutaeus medius:
- stärkster Strecker des Hüftgelenks; Rückwärts- und Auswärtsführer der ganzen Gliedmaße, auch am Aufbäumen beteiligt

Funktion M. glutaeus profundus:
- Abduktor der Gliedmaße unterstützt M. glutaeus medius (mittlerer Kruppenmuskel)

Mit diesem Muskel bzw. dieser Muskelgruppe findet die gesamte Kraftübertragung der Hinterhand nach vorne statt.

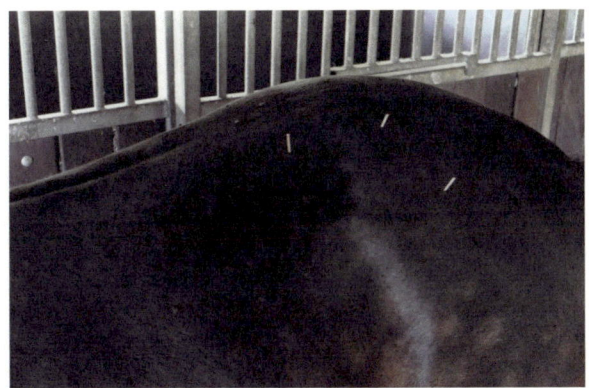

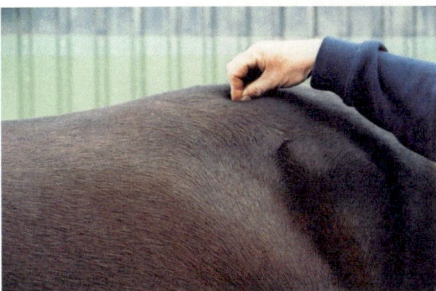
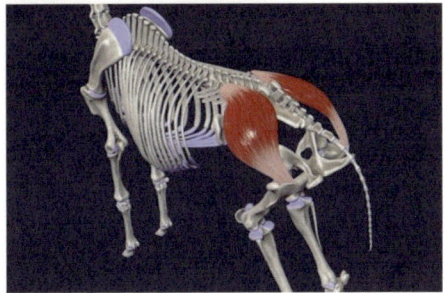

Wir kommen jetzt in eine Region, die von der Stärke der jeweiligen Muskeln für das tiefe Nadeln geeignet ist.

Wenn man sich aber an die Aussage von Baldry erinnert, dass SDN besser wirken kann als tiefes Nadeln, dann bevorzuge ich immer SDN.

Hinzu kommt, dass es manchmal schwer wird, lange Nadeln überhaupt in die Tiefe zu bringen. Nicht selten wird die lange Nadel schon beim ersten Ansatz krumm und gestattet kein weiteres Vorbringen in die Tiefe.

Interessant festzustellen war aber in der Vergangenheit, dass es dann möglich wurde, eine zweite Nadel dicht neben die bereits krumm gewordene (die vielleicht nur 2–3 mm im Gewebe festsaß) meist problemlos auch tiefer einzustechen.

Was könnte uns das sagen?

Für mich ist heute ganz klar: Die erste (eventuell krumme) Nadel hat bereits den Muskel so weit entspannt, dass eine danebenliegende Nadel weiter in die Tiefe gebracht werden konnte.

Das kann doch nur im Umkehrschluss bedeuten, dass wir bereits schon vor Jahren mehr unbewusst SDN genutzt haben, ohne zu wissen, was wirklich geschehen ist.

Die Probleme in der gesamten Muskelgruppe, beginnend hinter dem M. trapezius bis hinter die Kruppe des Pferdes, sind sehr vielfältig. Bereits beim Putzen oder der Palpation sind Schmerzen auslösbar. Bei punktuellem diagnostischem Druck drückt das Pferd den Rücken weg. Auch ein Aufwölben des Rückens ist mal sehr wenig, aber auch öfter gar nicht mehr möglich. Wenn in dieser Region nicht ausreichend behandelt wird, ist mit weiterer Zunahme der Probleme zu rechnen. Die werden dann (leider) meist als Widersetzlichkeit gedeutet.

M. biceps femoris (SP 16)

Stärkster Muskel des Körpers!

Funktion gesamt:
- starker Strecker der Gliedmaße, kräftige Schubwirkung auf Rumpf im Stützbein, kraniale Portion: Strecker Hüft-/Kniegelenk, kaudale Portion: Beuger Kniegelenk, über Fersenbeinsehne auch Strecker Sprunggelenk
- Ansatz: Kniescheibenband, Tibia und über Fersenbeinsehne an Tuber calcanei
- Ursprung: kraniale Portion (Wirbelkopf): Kreuzbein und breiter Beckenrand/Lig. sacrotuberale kaudale Portion (Beckenkopf): Sitzbein/Tuber ischiadicum

Zwei Köpfe verschmelzen zu einem Muskel und teilen sich dann in zwei bis drei Stränge.

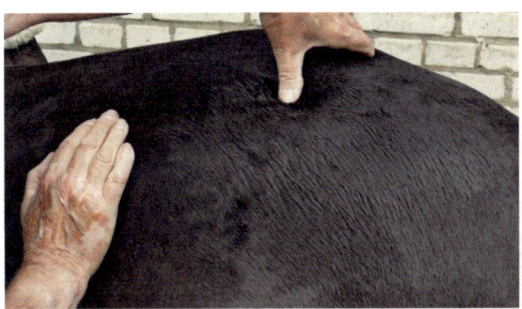 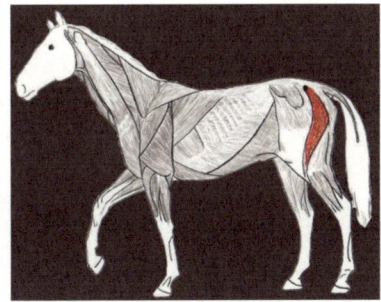

Anhand der umfangreichen Funktion dieses Muskels ist schon seine Bedeutung erkennbar. Bei Druck auf den SP 16 und dann folgend Absenken der Hinterhand ist von einer starken Verspannung mit Triggerausbildung auszugehen.

Wie schon vorher beschrieben, befinden wir uns im Bereich der Kruppenmuskulatur. Diese Muskeln sind insgesamt und einhergehend mit der Stärke der Haut schwieriger zu nadeln. Gerade deshalb habe ich für diese Muskeln immer das SDN bevorzugt.

Zu beachten ist, dass aber nicht in den Teilungsbereich des Muskels genadelt werden darf.

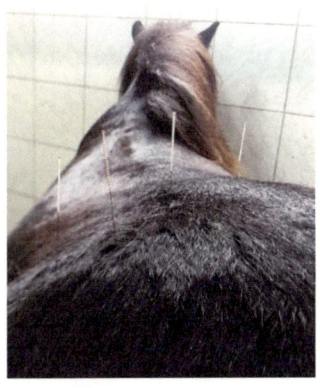

Auch wenn keine kurzen Nadeln verfügbar sind, kann man mit den längeren Nadeln SDN nutzen.

Wenn das sonst sich schwungvoll zeigende Pferd plötzlich Schwung- und Taktverlust zeigt, ist immer auch an den beschriebenen Muskel zu denken.

M. gastrocnemius (SP 18)

Funktion:
- Strecker Sprunggelenk, Beuger Kniegelenk
- Ansatz: mit Achillessehne am Tuber calcanei
- Ursprung: mit zwei Köpfen distal am Femur (Caput laterale/mediale), dicht proximal der Kondylen

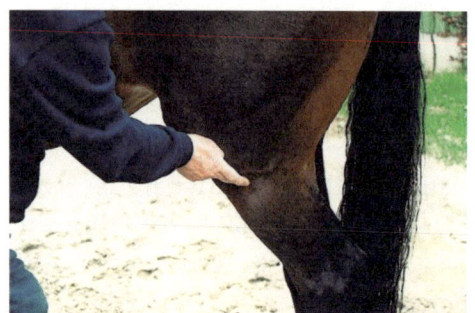 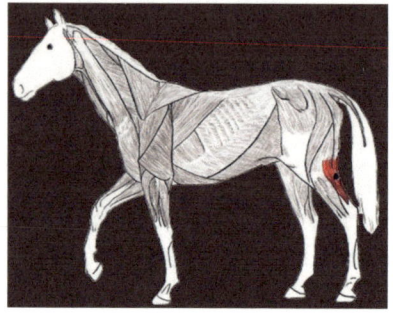

Bei Reaktion des Pferdes auf diesen SP bzw. diesen Muskel gibt es eine Besonderheit, die mir meine Erfahrung gezeigt hat.

Zieht das Pferd das Bein weg oder zeigt deutliche Abwehr bis hin Treten in Richtung des Therapeuten, können wir von starker Verspannung ausgehen. Hinzu kommt, dass das Pferd meist bei einer solchen beschriebenen Reaktion ein Knieproblem hat. In nahezu allen Fällen, bei denen mir so etwas begegnete, wurde mein Verdacht Knieproblem durch weitere tierärztliche Untersuchung bestätigt.

Das bedeutet, dass wir uns zunächst zurückhalten und dem Besitzer empfehlen, den TA zu konsultieren.
   Sofern eine Diagnose und dementsprechend eine Behandlung durch den TA stattgefunden hat und der TA einer weiteren physiotherapeutischen Therapie zugestimmt hat, können wir in dieser Region SDN einsetzen.

Allerdings kann ich berichten, dass es sehr schwierig sein kann, in diesen Muskel zu stechen, weil er sich fast immer sehnig anfühlt und selten Trigger genau zu finden sind.

M. semitendinosus (SP 19)

Funktion:
- kräftiger, fleischiger Muskel, bildet kaudalen Rand der Hinterbacke
- Stützbein: Strecker Hüft-/Knie-/Sprunggelenk, Vorwärtsschieber Rumpf
- Hangbein: Beuger Kniegelenk, Ein-/Rückwärtsführer Gliedmaßen
- Ansatz: medial am Margo cranialis der Tibia, über Fersenbeinsehne auch am Tuber calcanei
- Ursprung: Sitzbeinhöcker; auch an Dorn-/ Querfortsätzen der ersten Schwanzwirbel

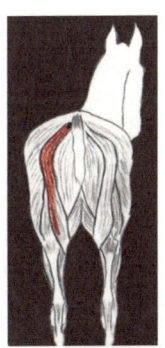
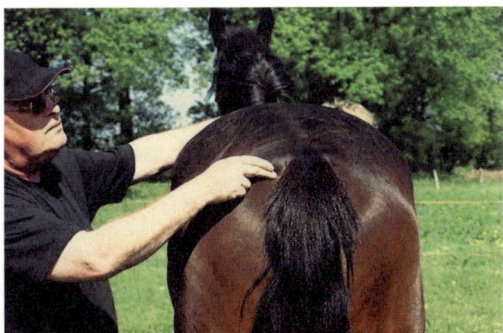

Eine Nadel reichte an diesem Muskel aus. Bevorzugt wurde in der Region eine beschichtete Nadel. Damit ist es eine wesentlich leichtere Möglichkeit, die Nadel fast schmerzfrei einzustechen.

Wenn man genau hinschaut, findet man schon die beiden unterschiedlich gelegenen Stresspunkte dieser sich wie andere auch meist sehr weich anfühlenden langen Muskeln, die man auch die Hamstrings nennt.

M. semimembranosus (SP 20)

Funktion:
- kräftiger, fleischiger Muskel am kaudalen Rand der Hinterbacke
- Stützbein: Strecker Hüft-/Kniegelenk, Vorwärtsschieber Rumpf
- Hangbein: Rückwärts-/Einwärtsführer und Pronator Gliedmaße
- Ansatz: medialer Kondylus des Femurs; Tibia
- Ursprung: Muskelstrang ventral am Sitzbein, auch am ersten Schwanzwirbel

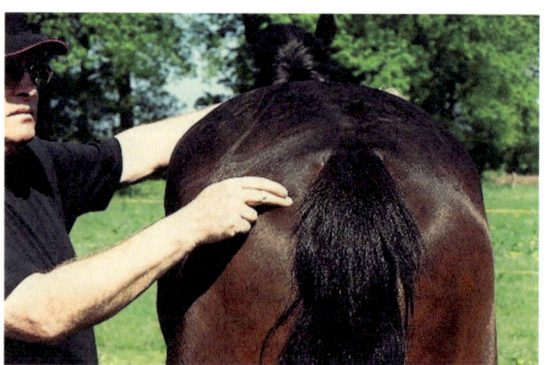 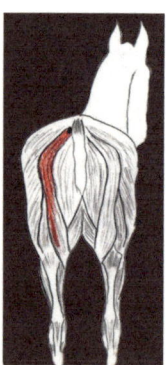

Hier der Verlauf der beiden Muskeln, die sich bis zwischen die Beine hinten ausdehnen

Ganz besonders in den Bereichen muss man sorgfältig nach Triggerpunkten suchen, um mit SDN erfolgreich therapieren zu können.

Dazu ist, wie schon mehrfach erwähnt, tiefe Palpation nötig.

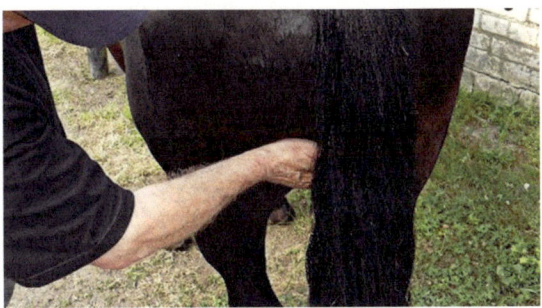

Obwohl ich schon mehrfach darauf hingewiesen habe, achten Sie unbedingt auf die Reaktionen des Pferdes.

Sofern Abwehr zu erkennen ist, nehmen Sie den Druck zurück, gehen Sie zuerst an eine Stelle, wo das Pferd die Behandlung/tiefe Palpation zulässt oder sogar genießt. Erst dann wieder in den zu behandelnden Bereich einschleichend arbeiten.

Natürlich gilt das vorher Gesagte ganz besonders, wenn die Nadel eingestochen wird.

Sollte das Pferd keine Nadeln tolerieren, bitte unbedingt davon absehen und auf Massagetechniken ausweichen. Wie beim Menschen auch, kann man sehr wohl Trigger durch Tiefenmassage auflösen oder zumindest die damit verbundenen Einschränkungen oder Beschwerden bessern.

M. tensor fasciae latae (SP 21)

Funktion:
- Beuger Hüftgelenk – Vorführer Gliedmaße Hangbein, durch Spannen der Schenkelfaszie auch an Streckung Kniegelenk beteiligt
- Ansatz: geht lateral am Femur in eine breite Aponeurose über, die flächenhaft in Fascia latae ausstrahlt
- Ursprung: Hüftbein

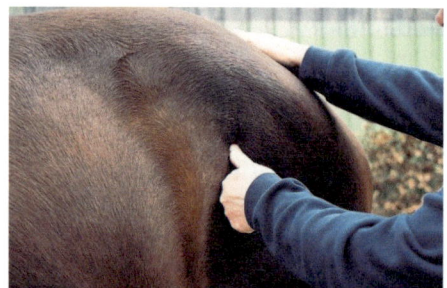 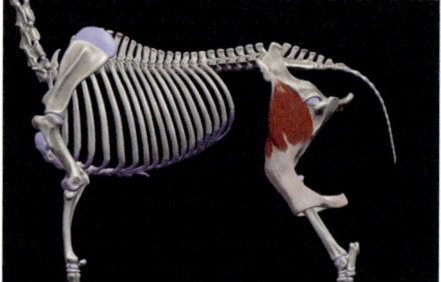

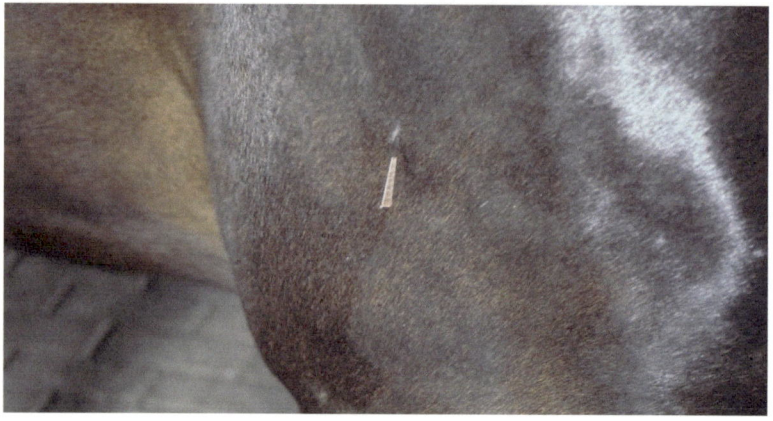

Eine geeignete Position, in diesen Muskel zu nadeln

Trotz vielfältiger Funktionen ist mir bei diesem Muskel eher selten eine tastbare Verspannung begegnet oder, besser gesagt, dass das Pferd auf tiefe Palpation reagiert hätte.

Sollte das in dem einen oder anderen Fall anders sein, ist es hier sicher sinnvoll, die Nadel flach in Richtung Hüftbein zu stechen. Die sonstigen Hinweise hinsichtlich des weiteren Vorgehens gelten hier natürlich ebenfalls.

Ein deutlicher Hinweis auf Probleme beim M. tensor fasciae latae besteht darin, dass eine schwungvolle Vorwärtsbewegung nur eingeschränkt möglich ist. Wenn der Reiter/Besitzer des Pferdes darauf hinweist, ist das sehr wertvoll für unsere Beurteilung und Entscheidung, wie zu therapieren ist.

M. iliacus (SP 22)

Funktion:
• beugt das Hüftgelenk und dreht den Oberschenkel auswärts, wirkt auch zusammen mit dem M. iliopsoas

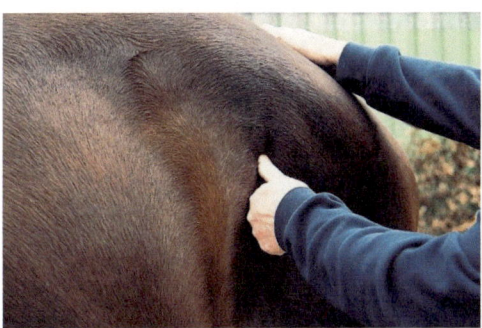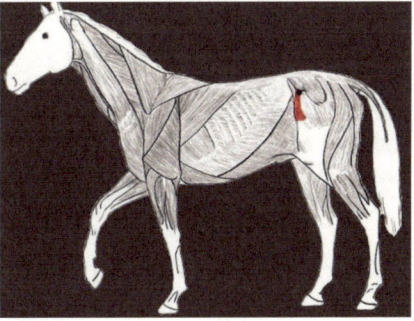

Der Darmbeinmuskel, der nur kurz hier an die Oberfläche tritt, ist für jedwede Form des Nadelns eher wenig geeignet.

Wenn man an eine Behandlung mit kurzen Nadeln denkt, dann nur, wenn gemäß der Funktion Einschränkungen oder Probleme sicher erkennbar sind. Dabei gilt auch hier eine nur sehr geringe Einstichtiefe.

M. glutaeus medius, M. superficialis und M. accessorius (SP 23)

Funktion:
* Streckt das Hüftgelenk, und der M. accessorius unterstützt ihn dabei, wobei der Letztere auch den Oberschenkel auswärtsdreht. Er wird auch von dem M. glutaeus superficialis überdeckt.
* Ansatz: M. superficialis: hauptsächlich Trochanter major
* Ursprung: M. superficialis: Fascia glutea

Diese Muskelgruppe leistet ebenfalls den meisten Vorschub in der Vorwärtsbewegung des Pferdes. Demnach ist auch hier mit größeren muskulären Problemen zu rechnen.

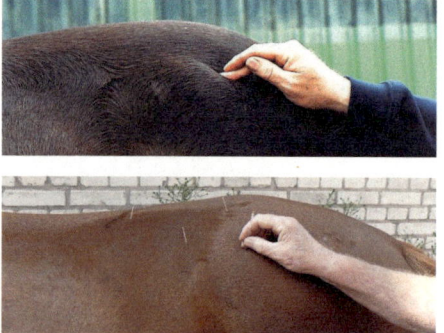 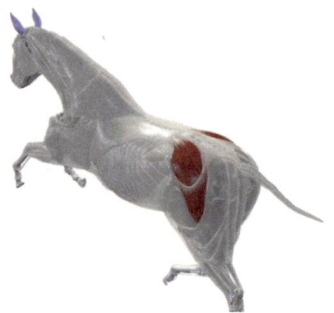

Ein Beispiel von DDN im Verlauf des Beckenrandes und in Richtung M. glutaeus medius. Wobei ich in meiner Vergangenheit die Erfahrung gemacht habe, dass es im gesamten Kruppenbereich immer mehr oder weniger schwierig ist, tief zu nadeln.

Diese Erfahrung stammt aus dem Einsatz von Neuraltherapie, die ich in etlichen Fällen bei Trabrennpferden genutzt habe. Dabei wird ein Lokalanästhetikum intrakutan gespritzt. Selbst mit sehr dünnen Injektionsnadeln, die wohl immer erheblich stabiler und steifer sind als Akupunkturnadeln, war es oft sehr schwierig, in die

Haut zu kommen. Zudem gab es fast immer heftige Gegenwehr des Pferdes. Da wurde dann das Pferd natürlich mit Zustimmung des Eigentümers leicht sediert (z. B. Nasenbremse).

Über die Möglichkeit und Notwendigkeit des Sedierens kommt an anderer Stelle ein Beitrag.

Bevor ich mich der Behandlung weiterer Muskel zuwende, noch einige Anmerkungen zu den hier nicht besprochenen SP 24 und SP 25.

Beide Punkte befinden sich in einer anatomischen Lage, für die die Therapie des Nadelns mir nicht geeignet erscheint. Deshalb hier nur testen und soweit erforderlich die Techniken der Massage anwenden.

Ein eher selten und wenig beachteter Muskel, der auch in der Literatur wenig Beachtung gefunden hat, ist der

M. sacrocaudalis
(sacrococccygeus dorsalis lateralis und medialis)

Er gehört zur Gruppe der Schweifheber und liegt dem Kreuzbein und den ersten Schweifwirbeln beidseitig mittig dorsal auf.

Funktion:
- Bei einseitiger Kontraktion zieht er den Schweif in die entsprechende Richtung, bei beidseitigem Zug hebt er den Schweif an.

Teile dieser Muskelgruppe sorgen aber auch für Niederziehen und seitliche Bewegung des Schweifes.

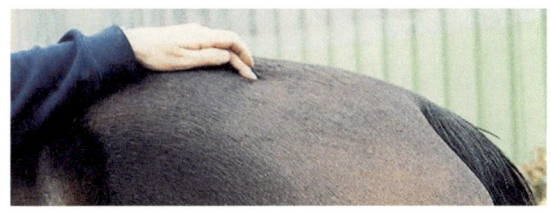

Etwa da, wo der Finger auf dem Foto liegt, ist zwar in der großen Muskelgruppe der SP 16, aber in Richtung Sacrum befindet sich auch der hier besprochene Muskel.

Für uns haben diese Muskeln dann besondere Bedeutung, wenn das Pferd den Schweif schief trägt. In meiner Erinnerung denke ich da an ein sehr teures Dressurpferd, das von einer Ankaufskommission nach Japan verkauft werden sollte.

Dieses Pferd kam aus der Box und drehte extrem den Schweif zur Seite; fast konnte man die Unterseite des Schweifes sehen. Somit war der Kauf schon beim ersten Anblick erledigt. Nachdem das Pferd mit kurzen Nadeln und der SPM-Technik an den Punkten 19 und 20 mehrfach therapiert wurde, lag der Schweif so, wie man es sich wünschte. Der Züchter hatte Glück und die Kommission hat sich dann, nach erneuter Besichtigung, doch für den Kauf des Pferdes entschieden. Man kann also davon ausgehen, dass es sich bei dem Fall um eine massive Verspannung der jeweiligen Muskeln gehandelt haben muss.

Einen solch günstigen Ausgang kann man allerdings bei durch das Skelett bedingten Funktionsstörungen kaum erwarten.

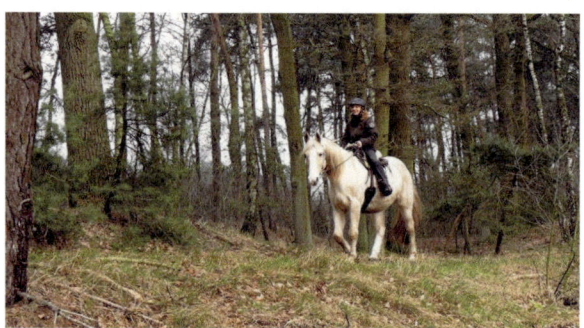

Wenden wir uns nun den Möglichkeiten des SDN an Pferdebeinen zu.

In meinem Buch „Stresspunktmassage" sind die dort beschriebenen Punkte von mir hinzugefügt worden. J. Meagher hat den Bereich nicht beschrieben.

Ich war und bin der Meinung, dass es in sehr vielen Fällen sinnvoll sein kann, die Muskulatur der Pferdebeine auf Verspannungen und Verklebungen zu überprüfen und, wenn nötig, zu behandeln.

Vorweg einige Betrachtungen, um die Diagnostik auf Verspannungen an den Pferdebeinen zu vereinfachen oder abzusichern.

Es ist festzustellen, dass sowohl bei aktiven als auch bei latenten TrP das Bewegungsausmaß (ROM – range of motion) meist reduziert ist.

Dies ist ein erstes diagnostisches Hilfsmittel bei den später vorgestellten Muskeln an den Pferdebeinen, um Verspannungen oder Veränderungen in den betroffenen Muskeln festzustellen.

Oft ist auch erst durch einen Seitenvergleich rechts/links bei Dehnung der Pferdebeine eine Einschränkung festzustellen.

Zudem werden hier nachstehend wichtige Muskeln genannt, die die Bewegungen der Pferdebeine beeinflussen, ermöglichen oder unterstützen. Dies bedeutet auch, dass man im Rahmen der gesamten Untersuchung und besonders bei der Palpation nicht nur die eigentlichen Muskeln an den Beinen direkt betrachtet, sondern eben auch die nachfolgend aufgeführten Muskeln/Muskelgruppen sorgfältig zu untersuchen/palpieren sind.

Die Muskeln, die an der Protraktion der Vorhand beteiligt sind:
M. brachiocephalicus, M. trapezius, M. pectoralis superficialis

An der Retraktion sind beteiligt:
M. romboideus, M. latissimus dorsi, M. serratus ventralis cervicis

Für die Hinterhand der Protraktion sind zu nennen:
M. quadriceps, M. tensor fasciae latae

Bei der Retraktion sind beteiligt:
M. semitendinosus, M. semimembranosus, M. glutaeus

Diese Aufzählung ist nicht vollständig. In erster Linie sind Muskeln aufgeführt, die wir auch mit SDN behandeln können.

Wenn man dann die Muskeln an den Beinen betrachtet, bietet sich SDN geradezu an.

Einschränkend ist aber festzustellen, dass mir bisher selten Auffälligkeiten an den Pferdebeinen begegnet sind.

Der Vollständigkeit halber habe ich aber die nachstehenden Muskeln und die Möglichkeit, dort zu therapieren, aufgeführt.

M. extensor carpi radialis

Funktion:
- wichtigster Strecker und Fixator des Karpalgelenks
- Ansatz: Ende des 2. und 3. Karpalgelenkknochens
- Ursprung: Crista supracondylaris lateralis bzw. Epicondylus lateralis des Humerus

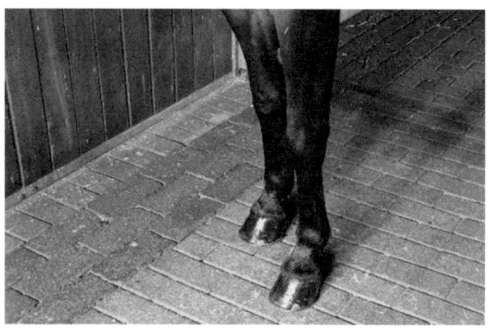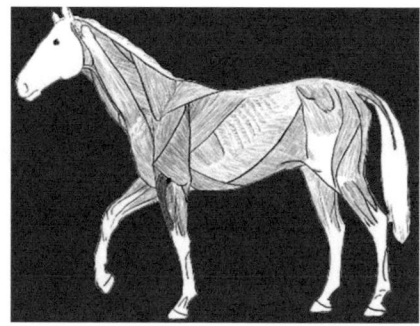

Als Beispiel wurde hier eine Nadel eingebracht. Dies gilt auch für die folgenden Muskeln an den Pferdebeinen. An keinem der jeweiligen Muskeln war eine Notwendigkeit, mit SDN zu therapieren.

Es ist manchmal sehr schwierig, hier eine Verspannung oder einen Trigger zu finden. Deshalb sollte man zunächst nach Auffälligkeiten in der Bewegung suchen und dann lokalisieren, inwieweit dieser oder benachbarte Muskeln betroffen sein können. Dann versuchen, bei aufgenommenem Bein und dadurch entlasteten Muskeln nach Reaktionen auf Druck abzutasten. Auch bei nur geringer Reaktion auf Druck dort die kurze Nadel einstechen, andrehen und schon nach kurzer Zeit (ca. 30 s) entfernen. Dann erneut tasten. Wenn wieder eine Schmerzhaftigkeit angenommen wird, die Prozedur wie hier beschrieben wiederholen. Dies gilt für alle hier jetzt noch kommenden Muskeln an den Pferdebeinen.

M. extensor carpi ulnaris

Funktion:
- Beuger Karpalgelenk
- Ansatz: laterales Griffelbein
- Ursprung: Epicondylus lateralis humeri

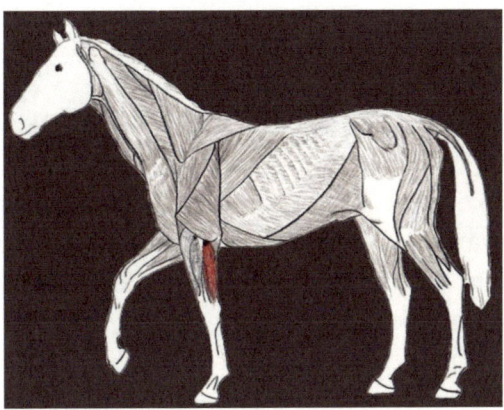

Wie schon aus der Beschreibung der Funktion zu sehen ist, handelt es sich um einen Muskel, der beugende Funktion hat. Trotzdem

hat sich auch in der Fachliteratur die Bezeichnung **extensor** ein-
gebürgert.

M. extensor digitalis longus

Funktion:
- Strecker der Zehen und Beuger Sprunggelenk
- Ansatz: geht oberhalb des Tarsus in eine Sehne über, die dorsal über Sprunggelenksbeuge zieht, endet an Phalanx distalis der Stützzehen
- Ursprung: Fossa extensoria des Condylus lateralis ossis femoris

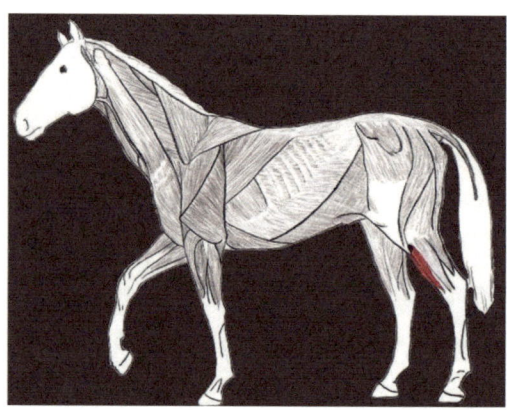

Bei diesem Muskel und auch dem noch folgenden gilt, wie vorher schon beschrieben: Um Verhärtungen, Verspannungen oder Ver-änderungen in der Struktur zu erkennen, ist es immer gut, das Bein so aufzuheben oder von einem Helfer aufheben zu lassen, dass der Muskel, soweit möglich, entspannt.

Wenn in der Bewegung z. B. ein Bein deutlich weniger vorwärts ausgreift als das gegenüberliegende, dann sollte man sehr sorgfältig in der Muskulatur nach Auffälligkeiten suchen und mit der kurzen Nadel eine Besserung erreichen wollen.

Dies ist bei dem beschriebenen Zustand meistens mehrmals erforderlich.

Die Reiter sagen dann oft, der/die tritt kurz/lang. Das ist dann schon ein entsprechend zu berücksichtigender Hinweis. Wobei dabei auch immer diese Situation kurz/lang durch andere Muskeln/ Gruppen ursächlich sein können.

M. flexor digitalis profundus
bestehend aus drei Köpfen

- M. tibialis caudalis
- M. flexor digitorum medialis
- M. flexor digitorum lateralis

Funktion:
- beugt die Zehe
- Ansatz: Phalanx distalis
- Ursprung: Fibula und Tibia

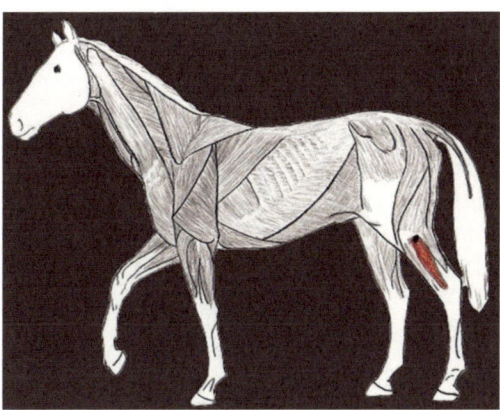

Für diesen Muskel gilt genau dieselbe Vorgehensweise wie zuvor beschrieben.

Hiermit sind nun die wichtigsten Muskeln, die mit dem System des

SUPERFICIAL DRY NEEDLING

bevorzugt behandelt werden können, beschrieben.

Ganz besonders ist nicht zu vergessen, dass **SDN** sich hervorragend für den Einsatz bei den ganz **Kleinen** eignet.

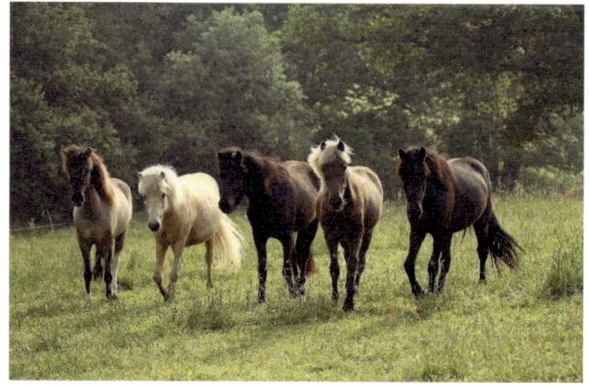

Auch Jacky, das sportliche Shetty, freut sich, wenn ihm SDN hilft.

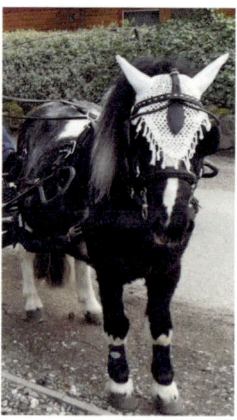

An dieser Stelle noch ein paar grundsätzliche Hinweise:

Wenn wir auch nur in geringer Tiefe Nadeln in die Muskulatur einbringen, ist es doch eine (minimal) invasive Technik, die besonderer Ausbildung, sehr guter Kenntnis der Anatomie des Pferdes und absoluter Sorgfalt bedarf.

Bisher (seit 2012) sind bei mir und auch bei den vielen von mir ausgebildeten Kollegen/Kolleginnen keine Fälle bekannt geworden, die die Anwendung dieses Systems sowohl als DDN als auch als SDN infrage stellen könnten.

Durch lang dauernde Kontakte zu Schweizer Kolleginnen und auf Nachfrage, ist auch dort nichts Wesentliches bekannt geworden. Hinzu kommt, dass diese Therapien sowohl beim Menschen als auch schon über zehn Jahre an Pferden eingesetzt werden.

Ein wesentlicher Aspekt soll nicht unbeachtet bleiben:

Die Reaktion auf den Nadelstich ist immer von Pferd zu Pferd unterschiedlich.

Bisher gab es nur höchst selten in der täglichen Praxis Pferde, die absolut keine Nadel tolerierten. Wenn dem so ist und sie einen solchen Patienten vor sich haben, dann gilt:

NICHT NADELN.

Mit Zwang ist es vielleicht einmal möglich, dass das Pferd überlistet werden kann. Beim nächsten Versuch wird es dann meistens noch schwieriger.

Wir kommen aber gelegentlich in die Situation, dass es schon sehr wichtig sein kann, die Nadeltechnik zu nutzen. Dann ist in Abstimmung mit dem Eigentümer/Besitzer abzusprechen, ob das Pferd sediert werden kann.

Mir ist klar, dass es an diesem Punkt erhebliche Diskussionen über die Notwendigkeit, so etwas zu machen, gibt.

Trotzdem will ich aber die einfache Methode der Nasenbremse etwas genauer beschreiben.

Natürlich sieht es sehr heftig aus, wenn die Oberlippe des Pferdes mit einem Strick und einem Stab zusammengedreht wird. Wobei man darauf achten sollte, dass, wenn diese Methode gewählt wird, die Schlaufe, die sich am Stab (meistens Holz) befindet, aus Hanf oder ähnlichem Material ist. Die manchmal zu sehenden Schlaufen aus Strohband, das heute fast nur noch aus Kunststoff besteht, sind völlig ungeeignet. Die Schlaufe rutscht sehr leicht ab, und spätestens beim nächsten Versuch wird sich das Pferd gegen diese Vorgehensweise wehren.

Wichtig bei der Wahl des Werkzeuges ist auch, dass die immer mehr zu sehenden Metallklemmen eher ungeeignet sind. Bei zu starker klemmender Wirkung können leicht Strukturen verletzt werden. Wenn das eingetreten sein sollte, wird sich das Pferd dann ganz bestimmt gegen alles Erdenkliche zur Wehr setzen.

Interessant ist aber, dass es über das Empfinden des Pferdes bei dieser Methode verlässliche Untersuchungen gibt. Dabei hat sich Folgendes herausgestellt:

Es kommt beim Einsatz der Nasenbremse durch Reizung bestimmter Strukturen zur Ausschüttung von Endorphinen. Sie gehören zur Gruppe der Opioide und sind starke Analgetika.

Unter Analgetika werden Stoffe verstanden, die die Schmerzempfindung unterdrücken. Bestimmte Gehirnabschnitte werden durch Reizung veranlasst, Endorphine verstärkt in die Blutbahn auszuschütten. So kommt es zu einer kurzfristigen Analgesie (Schmerzlosigkeit). Weiterhin sind Endorphine ein vom Körper selbst hergestelltes Morphium, welches die Schmerztoleranz des Pferdes heraufsetzen kann.

Interessant zu wissen ist, dass bei der Akupunktur ebenfalls Endorphine freigesetzt werden. Zudem muss beachtet werden, dass sich in der Oberlippe des Pferdes ein Akupunkturpunkt befindet, dem beruhigende Wirkung zugesprochen wird.

Natürlich soll dieses Hilfsmittel wirklich nur dann eingesetzt werden, wenn es zwingend notwendig ist.

Zusammenfassend ist festzustellen, dass die Nasenbremse in der Hand des Fachkundigen ein vertretbares und zuverlässiges Zwangsmittel darstellt. Wenn es dadurch gelingt, dem Pferd bei ausgeprägter myofaszialer Schmerzhaftigkeit Erleichterung oder sogar Besserung zu verschaffen, ist die Anwendung gewiss zu rechtfertigen. Die maximale Nutzung soll jedoch 15–20 min nicht überschreiten.

Mehr Info dazu unter www.docvet.com.

Unabhängig davon ist natürlich die Sedierung durch den Tierarzt denkbar. Auch dabei gilt: Immer nur dann, wenn es nicht anders geht.

Interessant war für mich, als während einer Fortbildung ein Pferd vorgestellt wurde, das sich absolut nicht nadeln ließ. Die anwesende Tierärztin hat das Pferd sediert, und so konnte man ohne Risiko für Mensch und Tier das Pferd komplett versorgen.

Eine Besonderheit war, dass bei der Region, wo tief genadelt wurde, trotz Sedation Twitches deutlich erkennbar zu sehen waren.

Ähnliche Erfahrungen konnte ich auch beim Einsatz der Nasenbremse machen.

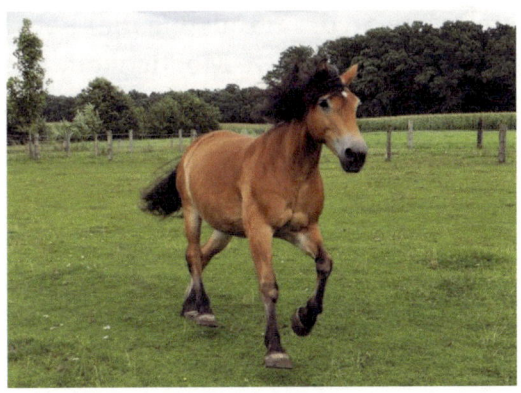

Egal welche Pferderasse, ob Kaltblut, Warmblut oder Pony,
für alle ist SDN geeignet

Wie und wann soll das Pferd nach der jeweiligen Behandlung trainiert werden?

Diese Frage wurde und wird immer wieder kontrovers diskutiert. In den vielen Jahren der praktischen Anwendung war meine Aussage: Dem Pferd am Tag der Behandlung Ruhe geben. Dann so trainieren, wie es bisher auch der Fall war. Lediglich sollte das Pferd nicht anfangen zu schwitzen. Die Dauer, so zu trainieren, beträgt etwa sieben Tage. So ähnlich werden ja auch die Vorgaben der Tierärzte bzw. der FN nach Impfungen beschrieben.

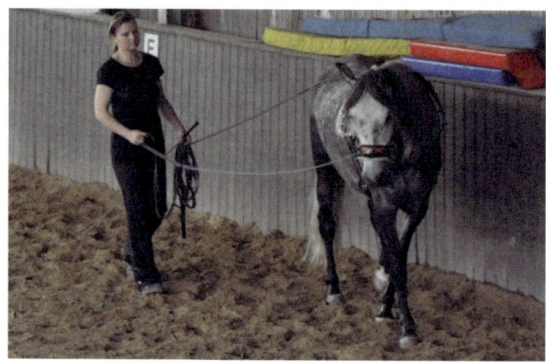

Auch die korrekte Arbeit an der Hand, wie hier Babette Teschen mit der Doppellonge, ist eine geeignete Möglichkeit, nach der Behandlung wieder langsam mit dem Training zu beginnen.

Ein besonderes Thema ist die

Wirksamkeit des Superficial Dry Needling

Als effektiver Nachweis über Veränderungen und entsprechende Sichtbarmachung hat sich die medizinische Thermografie erwiesen.

Deshalb habe ich an mehreren Stellen des Pferdekörpers Nadine Rusinek gebeten uns zu der Frage der Wirksamkeit und der Bedeutung der Thermografie Aufnahmen anzufertigen und das Ergebnis der jeweiligen Lage und Situation zu beurteilen.

Nadine ist mir seit Jahren als kompetente Fachfrau und Kollegin bekannt.

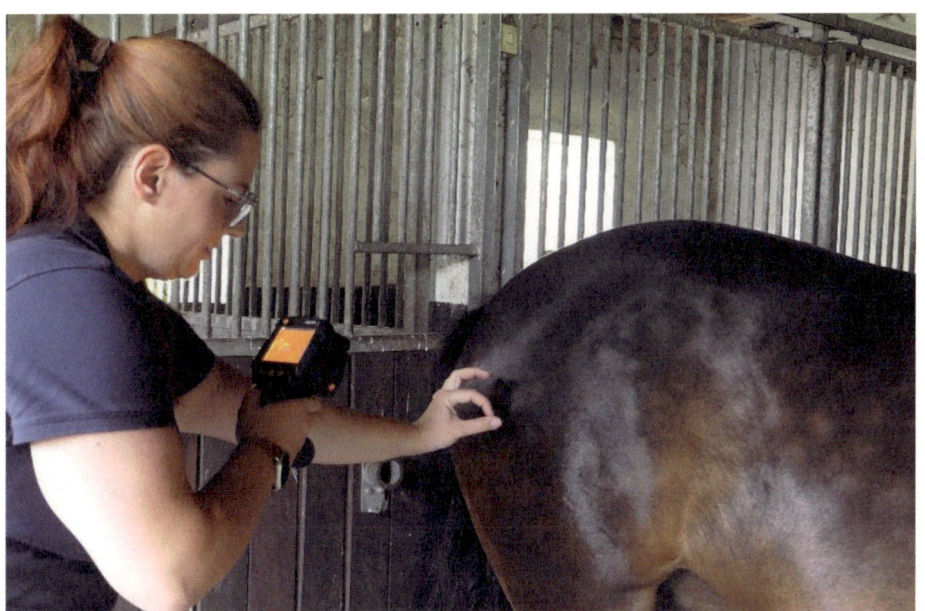

Nadine Rusinek bei der Vorbereitung zu den Nachweisen über die Wirksamkeit von SDN mittels medizinischer Thermografie

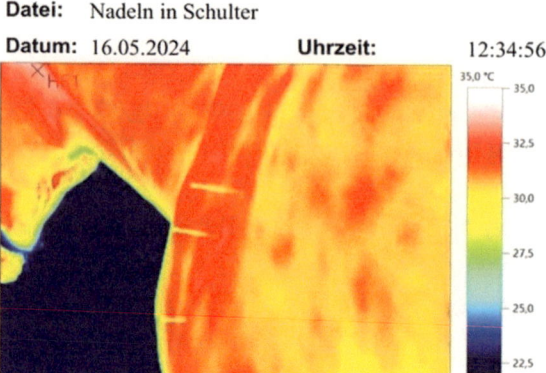

Datei: Nadeln in Schulter
Datum: 16.05.2024   **Uhrzeit:**   12:34:56

Bemerkungen: Bild der gesetzten Nadeln

Eine erste Übersicht über Nadeln im Bereich der Schulter des Pferdes

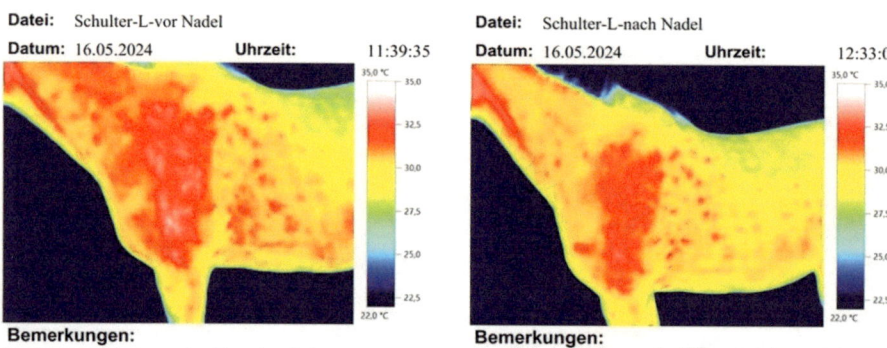

Datei: Schulter-L-vor Nadel
Datum: 16.05.2024   **Uhrzeit:**   11:39:35

Bemerkungen:
Deutliches Wärmemuster über den Schulterbereich
und auslaufend in den Halsbereich. Schulterbereich
weist Hotspots (weiße Stellen) auf.

Datei: Schulter-L-nach Nadel
Datum: 16.05.2024   **Uhrzeit:**   12:33:05

Bemerkungen:
Deutlicher Rückgang der Wärmemuster an Hals
und Schulter, nach 60 Minuten. Hotspots an der
Schulter sind verschwunden.

Das faszinierende Ergebnis über die Wirksamkeit von SDN
im Bereich Schulter, M. triceps brachii und M. deltoideus im Vergleich.
Links die Situation vor der Behandlung und rechts
nach knapp einer Stunde.

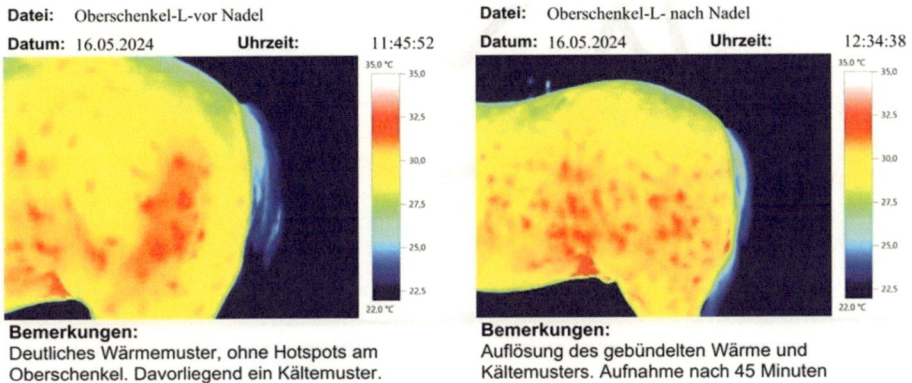

| **Datei:** Oberschenkel-L-vor Nadel | | **Datei:** Oberschenkel-L- nach Nadel | |
| **Datum:** 16.05.2024 **Uhrzeit:** 11:45:52 | | **Datum:** 16.05.2024 **Uhrzeit:** 12:34:38 | |

Bemerkungen:
Deutliches Wärmemuster, ohne Hotspots am Oberschenkel. Davorliegend ein Kältemuster.

Bemerkungen:
Auflösung des gebündelten Wärme und Kältemusters. Aufnahme nach 45 Minuten

Ein ähnliches Ergebnis wie zuvor.
Links vor der SDN-Behandlung und rechts nach etwa 45 min.
Zu beachten ist, dass nur eine Nadel am Rand des
M. semitendinosus verwendet wurde.

Bevor ich nun weiter auf das System von Dr. Baldry eingehe, sollen noch einige Betrachtungen über Faszien und Muskeln und das Thema Schmerz allgemein angestellt werden.

In dem nachfolgenden Beitrag des Arztes Dr. Dickreiter wird speziell auf die verschiedenen Arten von Schmerzen eingegangen. Wie bei anderen Veröffentlichungen ist auch hier die Betrachtung bei Menschen die Grundlage. Wenn wir aber genau hinsehen, erkennen wir gleiche Arten von Schmerzen auch beim Pferd.

Hoffmann et al. Volksschmerz Rückenkrankheit:
Neue Sichtweisen.

Seminar des Arbeitskreises Sportmedizin der Akademie für ärztliche Fortbildung und Weiterbildung der Landesärztekammer Hessen. Bad Nauheim, 05.06.2004, Düsseldorf, Köln. German Medical Science: Vortrag: Dr. med. Dickreiter.

In dieser pathophysiologischen Kausalkette, die in der Literatur immer öfter und deutlicher hervorgehoben wird, ist eine wesentliche Ursache der Schmerzen zu sehen.

Was reizt die Schmerzrezeptoren?

Der erhöhte Muskeltonus

Vielfältige Einflüsse auf die Muskulatur, wie z. B. einseitige Überforderung, generalisierter Bewegungsmangel, mechanische Irritation, Einwirkungen von Kälte und Nässe, psychosozialer Stress, führen letztendlich immer zu einem Hypertonus der tonischen Muskulatur.

Die Muskelverspannungen führen zu Durchblutungsstörungen der kleinsten Kapillaren mit nachfolgender Hypoxie. Durch die mangelnde Sauerstoffversorgung der einzelnen Zellen der Muskulatur und des Bindegewebes kommt es letztendlich zu einem Energiedefizit auf zellulärer Ebene mit vermehrter Laktatbildung.

Der myofasziale Schmerz

Durch einen erhöhten Muskeltonus kommt es zu einer Verspannung der Muskelfaszie. Durch diesen begleitenden erhöhten Faszientonus werden Nerven, die durch die Faszie durchtreten, regelrecht eingeklemmt.

Der myoazidotische Schmerz

Infolge der lokalen Ischämie in der verspannten Muskulatur wird durch die unzureichende Sauerstoffversorgung (regionale Hypoxie) der Muskelzellen Laktat gebildet. Dies führt in kleinsten Muskelbezirken zu einer lokalen Azidose und damit zu Reizung von Schmerzrezeptoren.

Der myotendinitische Schmerz

Durch den Muskelhypertonus entsteht ein permanent vermehrter Zug an den Sehnenansätzen. Als Folge entstehen entzündliche Schwellungen und mangelnde Entsorgung von abtransportpflichtigen Substanzen.

Dies ergibt in der Gesamtschau das Bild des myofaszialen, des myoischämisch-azidotischen und des myotendinitischen Schmerzsyndroms.

Der Energieverbrauch der Muskelzellen

Häufig wird aus Sicht von Dr. Dickreiter die Kontraktion der Muskelfasern auch in Fachkreisen noch als der überwiegend energieverbrauchende Prozess angesehen.
Auf ein Aktionspotential folgt die Depolarisation der neuromuskulären Endplatte mit einer Kontraktion der Muskelzelle.

Die anschließende Wiederherstellung der alten Ordnung, d. h., die Repolarisation und damit Entspannung der Muskelzelle ist der eigentliche energieverbrauchende Prozess.

ATP ist somit in erster Linie notwendig zur Herstellung des entpannten Bereitschaftsfunktionszustandes. Der Weichmacher der Muskulatur ist das ATP.

Die Ursache der muskulo-skelettalen Beschwerden liegt in der Verspannung der Muskulatur mit einer Energiekrise auf zellulärer Ebene.

Therapeutische Konsequenzen

Benötigt wird eine sanfte Extension der Muskulatur mit Aufdehnung der Faszie zur Entlastung der Durchtrittstelle für die Nerven.

Mein besonderer Dank gilt Herrn Dr. B. Dickreiter für die Genehmigung, diesen Beitrag nutzen zu dürfen und zu veröffentlichen.

Die therapeutischen Konsequenzen, wie von Dr. Dickreiter gefordert, sind sicher als absolut richtig anzusehen. Inwieweit weitere Techniken zur Entspannung der Muskulatur zu empfehlen sind bleibt zu diskutieren. (Der Autor)

Trauma

**Muskelverletzung durch akutes Trauma
oder akute/chronische Überbelastung**

↓

**Verletzung der Struktur
(Überdehnung, kleine Risse)**

Wundheilungsprozesse

↓

Fibrosebildung
(=Vermehrung d. Bindegewebes)

Dysfunktion im Gewebe mit
akutem Hypertonus

↓

Aktivierung der Veränderungen im neuromuskulären
Kontrollsystem

functio lasea (dauerhafter Funktionsverlust)

Folge: Der Muskel verkürzt sich   ⟶   die umgebende Faszie verkürzt sich

Oberflächliches versus tiefes Dry Needling

Peter Baldrys kompletter Beitrag bei einer Debatte auf dem 10. IC-MART (International Council Of Medical Acupuncture And Related Techniques) Weltkongress 2002 ist im Internet unter www.icmart.org zu finden.

Hier eine kurze Zusammenfassung seines Vortrages:
Peter Baldry

Zusammenfassung:
90 % meiner Patienten mit myofaszialen Triggerpunktschmerzen (MTrP) leiden allein daran und werden mit oberflächlichem Dry Needling behandelt. Ungefähr 10 % haben gleichzeitig MTrP-Schmerzen und Nervenwurzelkompressionsschmerzen. Diese werden mit Deep Dry Needling behandelt.

Oberflächliches Dry Needling (SDN)

Im Gegensatz zu SDN ist DDN ein schmerzhafter Eingriff, der nach der Behandlung zu starken Schmerzen führt.

Primärer nozizeptiver MTrP-Schmerz

Es ist allgemein anerkannt, dass der häufigste Grund für das Auftreten von MTrP-Aktivität und die daraus resultierende Entwicklung nozizeptiver Schmerzen ein Muskeltrauma ist, das entweder durch eine direkte Verletzung des Muskels oder durch Überlastung verursacht wird. Diese MTrP-Aktivität entwickelt sich entweder zentral im Bauch eines Muskels oder an seinen peripheren Ansatzpunkten.

Oberflächliches Dry Needling

Da der tschechische Arzt Karel Lewit 1979 die Verwendung von DDN zur Deaktivierung von MTrPs befürwortete, wandte ich diese Technik zunächst routinemäßig an. Als sich jedoch Anfang der 1980er Jahre ein Patient mit Schmerzen im Arm aufgrund der MTrP-Aktivität bei mir vorstellte und da ich Angst davor hatte, einen durch die Nadel ausgelösten Pneumothorax zu erzeugen, schob ich einfach die Nadel an der MTrP-Stelle unter die Haut und beließ sie dort für kurze Zeit. Als ich die Nadel herauszog, stellte ich fest, dass sowohl der außerordentliche Druckschmerz an der MTrP-Stelle als auch die Schmerzen im Arm verschwunden waren. Vor diesem Hintergrund habe ich das SDN-Verfahren bei Patienten mit MTrP-Aktivität in anderen Muskeln, auch tief gelegenen, ausprobiert und festgestellt, dass es ebenso erfolgreich war. Ungefähr zur gleichen Zeit bestätigten Macdonald et al. die Wirksamkeit dieser Technik in einer kontrollierten Studie, die an Patienten mit lumbalen MTrP-Schmerzen durchgeführt wurde. Ich habe daher in den letzten 20 Jahren weiterhin SDN zur Behandlung primärer noziszeptiver MTrP-Schmerzen verwendet und habe die Technik einer sehr großen Anzahl von Ärzten und Physiotherapeuten in Kursen in verschiedenen Teilen der Welt beigebracht.

Es ist interessant festzustellen, dass SDN keine neue Entdeckung des 20. Jahrhunderts ist. Es wurde erstmals vor 2000 Jahren in dem Buch „Huang Ti Nei Ching" beschrieben, wo es im Rahmen der Diskussion über den Einsatz von Moxibustion heißt, dass bei der Anwendung von Akupunktur die Tiefe der Nadelung gering sein sollte, wobei die verwendeten Punkte Fan Ying genannt werden, Tien (Reiz- und Reaktionspunkte) oder Ya thung Tien (Schmerz-Druck-Punkte). Elf solcher Punkte waren eindeutig mit denen vergleichbar, die Sun Ssu Mo in seinem ebenfalls im 1. Jahrhundert veröffentlichten Buch „Ah-Shih-Punkte" nannte und die ich jetzt verwende. Rufen Sie „Jump and Shout"-MTrP-Punkte auf.

Vorteile von SDN

Meine Gründe, warum ich den Einsatz von SDN bei Patienten mit primär nozizeptiven MTrP-Schmerzen befürworte, sind folgende:

Aufgrund der erfolgreichen Anwendung bei einer sehr großen Anzahl von Patienten mit solchen Schmerzen über eine beträchtliche Anzahl von Jahren hinweg kann es kaum oder gar keinen Zweifel an seiner Wirksamkeit geben.

Das Verfahren ist sehr einfach durchzuführen.

Im Gegensatz zur DDN handelt es sich um ein schmerzloses Verfahren, abgesehen von einem anfänglichen kurzen, scharfen Stich. Das Risiko einer Schädigung von Nerven, Blutgefäßen und anderen Strukturen ist minimal. Aufgrund der minimalen Blutung kommt es nach der Behandlung nur selten zu Schmerzen.

Begleitender nozizeptiver MTrP-Schmerz und Nervenwurzelkompressionsschmerz

Abschluss: Aus den oben genannten Gründen behaupte ich, dass SDN die Behandlung der Wahl für die überwiegende Mehrheit der Patienten ist, die unter unkomplizierten nozizeptiven MTrP-Schmerzen leiden, und dass DDN der Minderheit derjenigen vorbehalten bleiben sollte, bei denen gleichzeitig MTrP und Nervenwurzelkompressionsschmerzen auftreten.

Alle diese Feststellungen betreffen die Erfahrungen und Ergebnisse seiner Forschung und Arbeit an menschlichen Patienten.

Bei genauer Betrachtung aller bisher zugänglichen Informationen kann aber sicher davon ausgegangen werden, dass SDN bei Pferden mit ähnlicher oder sogar gleicher Wirkung zu erwarten ist wie DDN.

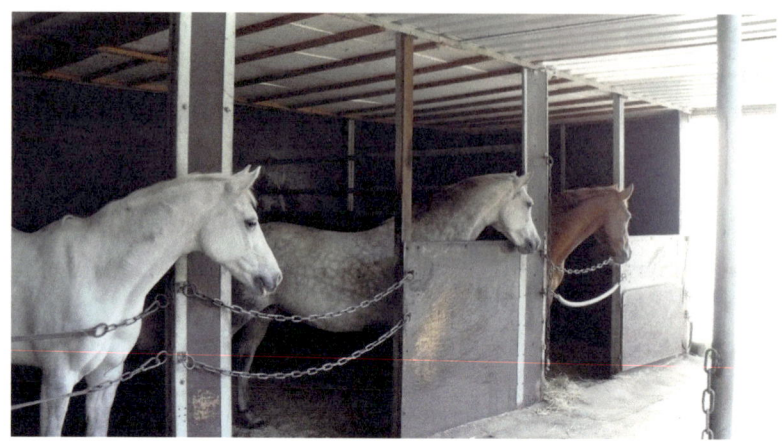

Bald gibt es Futter!

Ein weiterer Gedanke zur Vorbereitung vor der Behandlung. Obwohl ich mehr feuchte Wärme bei Muskelverspannungen bevorzuge, gibt es da, wo ein Solarium vorhanden ist, bei starken Verspannungen des Pferdes immer die Möglichkeit, durch Wärme die Muskulatur zu entspannen und somit etwas leichter eine Behandlung mit Nadeln zu ermöglichen.

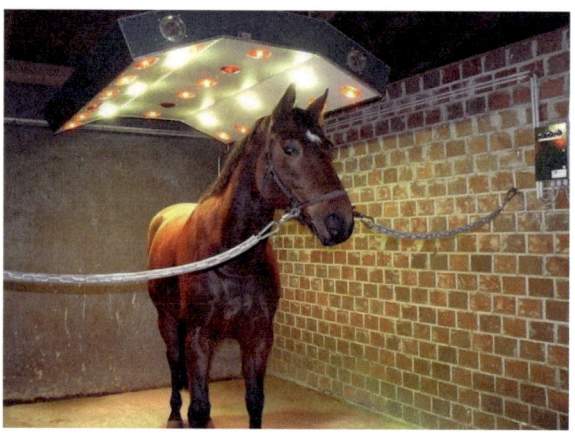

Als nächste Position will ich mich mit dem Thema

Das Stichphänomen

beschäftigen.

Der Wiener Professor Alfred Pischinger hat sich bereits um 1970 in seinem Werk

„Das System der Grundregulation"

mit dem **Stichphänomen** beschäftigt. Insbesondere hat er untersucht, was passiert, wenn eine Nadel (Akupunkturnadel) ins Gewebe eingestochen wird.

Seine Ergebnisse sind hier dargestellt und die Vorgehensweise ist in der Skizze zu sehen:

Pischinger konnte mit diesem Phänomen beweisen, dass schon die geringste Irritation des betreffenden Gewebes bzw. ein Stich mit der Nadel das gesamte Reaktionssystem, gemeint ist zunächst das unspezifische Grundregulationssystem, in Bewegung setzt. Das Stichphänomen beweist beispielhaft den Ganzheitscharakter des Grundsystems. Pischinger zog fünf Parameter heran, um die Reaktion des vegetativen Grundsystems in die Vena cupitalis nachzuweisen. Diese Merkmale betreffen folgende Grundfunktionen des Lebendigen:

- Das Differentialblutbild (Erhöhung der Monozyten)
- Die Leukozyten (vermehrte Leukolyse)
- Die Jodbindungswerte im Serumextrakt (Jodometrie)
- Die polarisationselektrischen Eigenschaften von Hand zu Hand
- Die Sauerstoffnutzung in der Peripherie, gemessen am HbO_2-Gehalt des Venenblutes

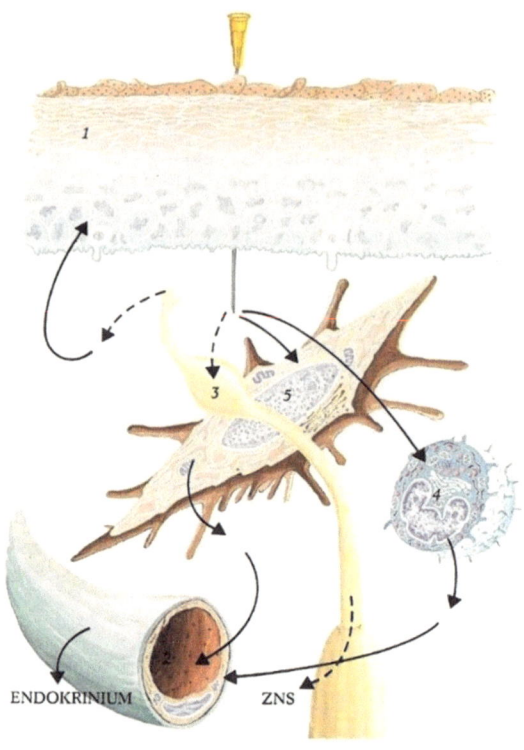

ENDOKRINIUM   ZNS

Alle Funktionen zeigen in gut vergleichbarer Weise das 1961 von Pischinger erstmals beschriebene Stichphänomen, d. h., dass stets dasselbe System angesprochen wird, dessen Leistungen, wenn der Reiz die lokale Abwehr überschreitet, ganzheitlich ablaufen. Die Reizschwelle dazu ist sehr niedrig. Diese ganzheitliche Einrichtung reagiert, wie der Sticheffekt zeigt, sehr empfindlich. Die Untersuchungen lehren eindeutig, dass einer ganzheitlichen Funktion ein eigenes System, eben unser vegetatives Grundsystem, zugrunde liegt, das sich damit als ganzheitsbiologisches vegetatives Grundsystem präsentiert und den Organismus ganzheitlich durchzieht.

So können wir auch die Wirkungen der Akupunktur als unspezifische vegetative Umstimmungstherapie verstehen, selbst wenn wir einmal die Zusammenhänge der Meridiangesetzmäßigkeiten außer Acht lassen.

Gerade für unsere Arbeit ist diese schon seit einem halben Jahrhundert entdeckte Tatsache von großer Bedeutung.

Noch interessanter sind die Forschungen von Prof. Dr. Helene Langevin. Sie forschte an der Harvard University bzw. an der dortigen Medical School zum Thema:

Nachweis der Wirksamkeit

Über die Arbeit und die Zielsetzung von Prof. Dr. Helene Langevin (Medical School Harvard University) ist ein Video zu sehen, das erstaunliche Ergebnisse über den Einstich der Nadel in das Gewebe und die Reaktion von kollagenen Fasern darauf zeigt.

Nachdem ich zum ersten Mal das Video, das sich in erster Linie mit Faszien und deren Bedeutung beschäftigt, gesehen hatte, war darin eine Erklärung zu sehen über eine Situation, die ich mir und auch eine Vielzahl unserer Kursteilnehmer sich nicht erklären konnten.

Es passierte an den unterschiedlichsten Stellen des Pferdekörpers, dass sich eine oder mehrere Nadeln, die tief und auch nur oberflächlich eingestochen waren, nur sehr schwer wieder rausgezogen werden konnten. Manchmal fühlte es sich auch so an, als ob die Nadel über eine raue Fläche gezogen würde.

Prof. Langevin hat uns die Erklärung dazu geliefert.

Wenn eine Akupunkturnadel eingestochen wird, beginnt das Fasziengewebe sofort mit der zusätzlichen Bildung von Fibroblasten. Diese bilden kollagene Fasern, die sich regelrecht um die Nadel wickeln, und erzeugen dann die hier beschriebenen Auffälligkeiten.

Sie schreibt sinngemäß: Obwohl viele Informationen über die Akupunktur vorliegen, ist der Wirkmechanismus der Akupunktur nicht tatsächlich bekannt. Bei der Akupunkturnadelung spricht man ja auch vom „DE QI"-Gefühl. Dieses Gefühl wird als Schlüssel für den Wirkmechanismus angesehen. Während die Nadel eingebracht wird und/oder beim Entfernen der Nadel spürt man, dass sich in vielen Fällen die Nadel nur schwer wieder entnehmen lässt. Es entsteht regelrecht ein Widerstand oder es fühlt sich an, als ob die Nadel über eine raue Fläche gezogen wird.

Die Hypothese von Dr. Langevin lautet dazu: Es kommt zu einer mechanischen Koppelung zwischen der Nadel und dem Bindegewebe, wobei sich dieses Gewebe, besonders wenn die Nadel gedreht wird, darumwickelt.

Als Mechanotransduktion wird ein mechanisches Signal beschrieben, das sich an die Bindegewebszellen richtet. Dadurch lässt sich der Mechanismus erklären, der sowohl die lokalen als auch die entfernten Wirkungen der Akupunktur bezieht.

Dabei ist zu beachten: Auch wenn von der Wirksamkeit der Akupunktur gesprochen wird, ist immer eine Nadel in Gewebe eingebracht worden und die Reaktion des Organismus darauf wurde beschrieben. Somit ist davon auszugehen, dass die Ergebnisse für unsere Arbeit und die Technik des SDN/DDN genauso Gültigkeit haben könnten.

Ein weiterer Beitrag, der unsere Arbeit mit dem System des SDN und das Wissen darum wertvoll ergänzt, ist hier in Stichworten nachstehend aufgeführt.

Auch wenn es in erster Linie um die Arbeit und die Wirkung der Faszien geht und die Akupunktur angesprochen ist, sind die Ergebnisse, die Prof. Dr. H. Langevin veröffentlicht hat, für uns eine wichtige Erkenntnis den Einsatz von Nadeln betreffend:

Stichpunkte des ARTE-Beitrages über:

Die Welt der Faszien

Die Tätigkeit der Faszien wurde durch Ultraschalluntersuchungen bewiesen.

ROM um 8 % verbessert an z. B. HWS nach Streckung bzw. Dehnung der Hinterhand.

Prof. Carla Stecco, Universität Padua, zeigt am Beispiel der Pampelmuse die Lage der Faszie um die Muskeln.

Prof. Dr. Robert Schleip, Uni Ulm, deutscher Faszienforscher

(Die Nutzung des nachstehenden Beitrages wurde mir von Prof. Dr. Robert Schleip gestattet. Dafür gilt mein besonderer Dank.)

Aufgaben der Faszien

Fibroblasten, die Zellen der Faszie, wirken heilend, bestehen aus Kollagenfasern und können diese herstellen. Die Matrix um die Faszie besteht aus Kollagenfasern.

Faszien werden bei Bewegungsmangel gequetscht und Ruhigstellung bewirkt erkennbare Veränderung (Wucherung) der Faszie.

Nerven können durch Faszien geklemmt werden.

Prof. Helene Langevin, University of Harvard Medicine School, hat u. a. festgestellt, dass sich die Verschieblichkeit von Faszien bei Organismen ohne Schmerzen etwa um 65 % gegeneinander verschieben kann. Bei denjenigen mit z. B. Rückenschmerzen verringert sich die Verschieblichkeit um bis zu **50 %.**

Die Gleitfähigkeit wird bei zu viel an Kollagen schwieriger. Bewegung stoppt zu viel an Kollagen.

Fibroblasten können sich bis zu 200 % ausdehnen.

Fibroblasten reagieren auf Nadelstich, dehnen sich und senden Signale, die die Entspannung von Gewebe zur Folge haben.

Wenn Nadeln gedreht oder in Pumpbewegung oder trichterförmig um den Einstich bewegt werden, bilden sich um die Nadeln Kollagenfasern.

Dies erklärt u. a., dass sich Nadeln teilweise nur schwer wieder ziehen lassen und man das Gefühl hat, das Gewebe will die Nadel festhalten.

Selbst entferntere Fibroblasten dehnen sich beim Nadelstich aus.

Außerdem wird ATP (Adenosintriphosphat) freigesetzt.

Faszien können sich alleine kontrollieren unabhängig von muskulärem oder neurologischem Reiz.

Sie reagieren sehr langsam auf emotionalen Stress.

Nervenendigungen beinhalten Substanz P (Pain).

Rezeptoren in Faszien haben größeren Einfluss auf Schmerzempfinden als muskuläre Rezeptoren.

Dehnübungen nach erfolgter SDN-Therapie?

Eine sehr interessante Studie zu dem o. g. Thema haben J. Edwards und N. Knowles 2003 veröffentlicht (PubMed).

Die Autorinnen haben in der Zusammenfassung festgestellt, dass es sinnvoll sein kann, nach erfolgter SDN-Therapie angepasst die betroffenen Muskeln/Muskelpartien zu dehnen. Dabei wurde festgestellt, **dass Dehnungen ohne vorherige Nadelanwendungen** die Trigger sogar verstärkt hatten oder besser der myofasziale Schmerz durch Dehnungen eher zugenommen hatte.

Auch in seinem ICMART-Vortrag hat Baldry nachdrücklich darauf hingewiesen, dass nach erfolgter SDN-Behandlung zum einen durch sorgfältige erneute Palpation eine verminderte oder gar keine Druckdolenz bestehen sollte. Wenn noch immer Schmerzen ausgelöst werden können, ist eine erneute SDN-Behandlung meist in der Form erforderlich, indem man die Nadel nur etwa 30 s im Gewebe lässt. Danach wird die Nadel wieder entfernt und erneut palpiert. In den allermeisten Fällen wird man keine Schmerzreaktion mehr feststellen können.

Hinzu kommt dann, wie Baldry sehr eindringlich fordert, dass nach der SDN-Behandlung der behandelte Muskel bzw. die behandelten Muskeln so weit wie möglich gedehnt werden.

Die Nadeln und die Technik

Beim DDN empfehlen wir von Anfang an die Nadeln des Anbieters Cloud & Dragon. Diese haben sich in der tiefen Form als sehr widerstandsfähig und trotzdem flexibel erwiesen. Auch die Frage der Beschichtung war und ist in unserem Skript eindeutig:

Keine beschichteten Nadeln?

In verschiedenen Informationen ist zu lesen, dass es beim Einstich der Nadeln an oder in einem Trigger zur kurzen elektrischen Entladung kommen kann. Beschichtete Nadeln lassen laut Lehrmeinung diese Entladung nicht zu.

Mittlerweile gibt es umfangreiche Informationen von vielen Anwendern, dass sie trotzdem beschichtete Nadeln einsetzen, weil der Einstich viel glatter und einfacher geht.

Auch die gewünschte local twitch response ist bei beschichteten Nadeln festzustellen.

Demnach sollte man es jedem einzelnen Therapeuten überlassen, welchen Nadeltyp er nimmt.

Nun gibt es unterschiedliche Aussagen, ob ein LTR auch bei SDN stattfinden kann. Nach meinen Erfahrungen kommt das auch vor, aber viel seltener als beim tiefen Nadeln.

Deshalb denke ich heute, dass sehr wohl bei SDN beschichtete Nadeln generell genommen werden können.

Die am meisten benötigte Größe ist 0,30 x 30 mm mit oder ohne Röhrchenführung.

In manchen Körperregionen ist das Röhrchen einfacher in der praktischen Arbeit. Wenn man aber z. B. den M. pectoralis mit einer Hand nehmen und hervorheben möchte, ist eine Nadel ohne Röhrchen viel einfacher zu gebrauchen. Dies gilt auch beim M. subclavius und/oder den Muskeln am Pferdebein.

Bei den meisten anderen Muskeln ist das Röhrchen zur Führung der Nadel oft besser geeignet.

Als Empfehlung, welche Nadeln besonders für Dry Needling und/oder Superficial Dry Needling geeignet sind, hat sich in den vergangenen Jahren der Hersteller Cloud & Dragon hervorgehoben. Die Nadeln werden nicht selten durch Bewegung oder Muskeltätigkeit verbogen. Dann dürfen sie aber trotzdem nicht brechen. Deshalb, wenn eine andere Sorte Nadeln verwendet wird, immer extrem verbiegen. Wenn die das mitmachen ist es okay, sonst sollte man davon absehen, solche Nadeln zu benutzen.

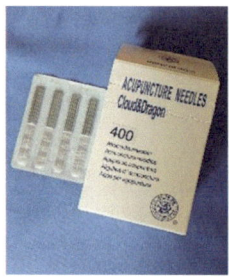 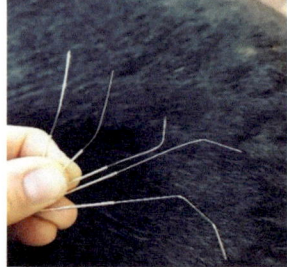

So sollten Nadeln nach Verbiegen aussehen, ohne zu brechen

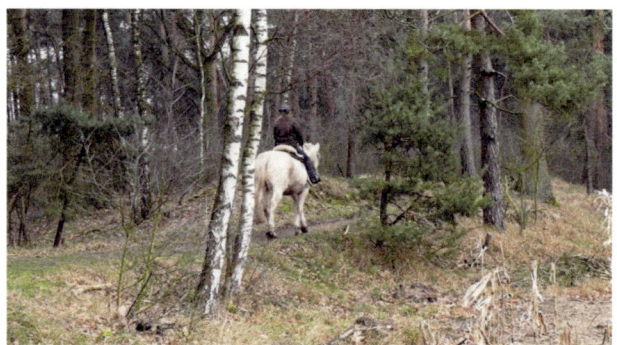

Gelassenes Pferd nach erfolgter Behandlung und entspannte Reiterin beim Ausritt

Über dieses Buch

Wie schon an anderer Stelle vermerkt, hat mich der Beitrag von Dr. V. Hamilton und besonders ihr kurzer Hinweis auf Dr. Baldry schon lange nachdenklich gestimmt.

Als Zusatz bei unseren Fachfortbildungen für Pferdetherapeuten haben wir schon recht frühzeitig das Angebot um den Bereich des SDN wohl bisher als einziger Anbieter in Deutschland erweitert.

Da aber das in erster Linie im Programm im Vordergrund stehende DDN schon alleine viel Zeit und Aufmerksamkeit der Teilnehmer/innen erforderte, kam SDN meist nur am Rande vor.

Auch die anderen Bereiche (Locus dolendi etc.), in denen der Nadelstich mehr ist als nur eine Nadel in das Gewebe zu stechen, kamen zu kurz.

Deshalb ist in erster Linie dieses Buch entstanden.

Inwieweit es gelingt, in Zukunft für die interessierten Leser/innen und letztlich für alle Pferdetherapeuten daraus ein Lehrgangsangebot zu entwickeln, ist noch nicht sicher.

Ich bin aber fest davon überzeugt, dass viele Therapeut/innen und Kolleg/innen diese ergänzende Therapie als sehr nützlich ansehen und vermehrt SDN in der täglichen Praxis einsetzen.

Nachdem das erste Konzept dieses Buches einige Kollegen und Kolleginnen zur Durchsicht und Beurteilung gesehen haben, kam die Anregung, die Inhalte dieses Buches auch als Aufbaukurs weiterzuentwickeln. Diese Anregung habe ich gerne angenommen.

Sobald die Fortbildung fertiggestellt ist, werden die Termine und Orte natürlich an allen bekannten Stellen bekannt gegeben.

Indikationen

- Triggerpunkte,
- Ansatztendopathien,
- Narbenschmerzen und andere
- Schmerzen des Bewegungsapparates.

Somit sind die Indikationen, um es hier nochmal deutlich zu machen, wesentlich weiter gefasst als beim DDN.

Bei den vielen Vorzügen, die uns die oberflächliche Form des Dry Needling bietet, dürfen aber die Kontraindikationen nicht vergessen werden.

Insgesamt weise ich da gerne auf die Feststellungen der Schweizer IMTT (Interessengemeinschaft für myofasziale Triggerpunkttherapie) hin. Dort finden sich eine Vielzahl an Kontraindikationen, die allerdings in Teilen nur beim Menschen zutreffen.

Kontraindikationen

Für Pferde sind folgende Kontraindikationen zu beachten:

- Jede Form akuter Erkrankungen, besonders bei Fieber oder allgemeiner Schwäche,
- Hautpilz, Hautekzem,
- Lahmheiten unterschiedlicher Genese,
- Infektionen,
- Trächtigkeit, auch wenn das keine Krankheit ist, rate ich dringend davon ab, nicht mehr als unbedingt nötig eine tragende Stute, womit auch immer, zu behandeln,
- alle Formen bösartiger Erkrankungen, auch wenn nur der Verdacht besteht.
- Tumore sind nicht immer bösartig, aber bedeuten immer auch eine Kontraindikation,
- z. B. Sarkomere oder Schimmelmelanome. Dabei kann trotzdem genadelt werden, aber unbedingt beachten: nicht in der Nähe der Tumore,
- auch nach Impfungen wird allgemein empfohlen, sich an die Vorgaben der FN zur Turnierteilnahme zu halten. Also etwa sieben Tage nach der Impfung erstmalig wieder Pferd zu trainieren. Mit anderen Worten auch erst so lange mit einer Behandlung warten wie nach einer Impfung.

Natürlich ist das keine Kontraindikation an sich, aber die Behandlung sollte immer in ruhiger und gelöster Atmosphäre stattfinden. Auch dauernde Zwischenfragen von Zuschauern beantworte ich nicht und verweise auf die Zeit nach der Behandlung.

Als Therapeuten möchten wir immer die freie Wahl der von uns angewendeten Therapie(n) haben, aber es erscheint mir sinnvoll, den jeweiligen Verantwortlichen für das Pferd zu informieren oder zu fragen, ob man mit der hier angesprochenen Therapie einverstanden ist.

Desinfektion / Hygiene

Eine Desinfektion an den Einstichstellen ist im Allgemeinen nicht vorgesehen. Selbstverständlich muss das Pferd sauber und trocken vorgestellt werden.

Zu empfehlen ist aber nach einer Behandlung und/oder vor der nächsten Behandlung, die eigenen Hände sehr sorgfältig zu desinfizieren. Damit ist sichergestellt, dass auch nicht bemerkte Hautprobleme des vorher behandelten Pferdes nicht übertragen werden.

Komplikationen

Auch wenn man selten mit derartigen Problemen zu rechnen hat, ist es erforderlich, auf mögliche Komplikationen hinzuweisen.

Dies sind in erster Linie und ganz besonders bei Gebrauch von ungeeigneten Nadeln, dass Nadeln abbrechen. Es kann geschehen, dass man auch manchmal einen Nerv trifft. Das Pferd zeigt uns das sofort mit Unwillen oder direkter heftiger Abwehr. Dann sofort die Nadel entfernen. Sehr selten kann es auch zu einer Verletzung von Nerven kommen. Das ist aber eher bei tiefer Nadelung zu erwarten.

Es ist auch vorgekommen, dass sich der Griff an der Nadel abgelöst hat. Dann immer und sofort den Rest der Nadel entfernen.

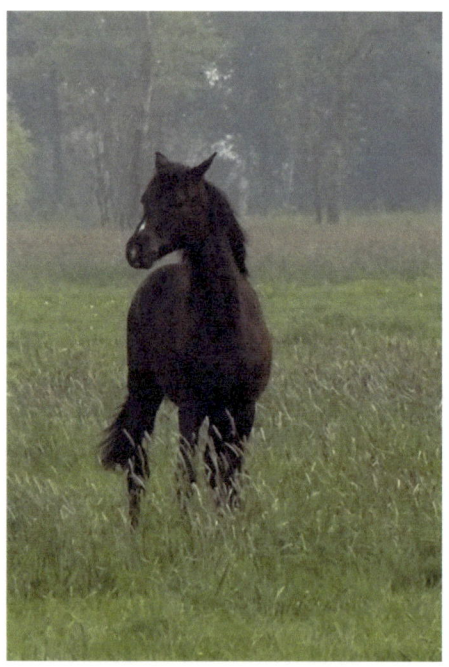

Der junge Ponyhengst in der Aufzuchtweide wird DN
hoffentlich noch nicht brauchen

Schlussbemerkungen

Die beschriebene Therapie SDN oder SAS wurde von mir über zehn Jahre in den Workshops und in der Praxis an unterschiedlichen Pferden, Rassen und aus verschiedenen Disziplinen eingesetzt. Bisher habe ich nirgendwo Informationen über den Einsatz bei Pferden als Buch, E-Book oder sonst wie gefunden.

Ausgenommen viele Kolleginnen und Kollegen in der Schweiz. Dort werden schon viele Jahre beide Verfahren, sowohl DDN (Deep Dry Needling) als auch SDN (Superficial Dry Needling), nebeneinander sowohl bei Menschen als auch und besonders bei Pferden eingesetzt. Die Aussagen der jeweiligen Befragten haben mich ermutigt, dieses Werk zu verfassen. Es gibt aber auch von dort keine veröffentlichten schriftlichen Hinweise auf die Anwendung von SDN bei Pferden.

Ich hoffe, es stellt für alle Therapeutinnen und Therapeuten eine Bereicherung und Ergänzung ihres Therapieprogrammes dar. Auch wenn ich das bereits an anderer Stelle bemerkt habe, ist es mir sehr wichtig zu betonen: Es handelt sich immer um eine, wenn auch minimale invasive Technik. Deshalb muss immer sehr sorgfältig und nach allen aufgeführten Regeln geprüft und vorgegangen werden, damit kein Schaden für Mensch und Pferd entsteht und mit der Behandlung ein Nutzen für das Pferd zu erkennen ist. Insbesondere sehr gute Anatomiekenntnisse sind Grundvoraussetzung bei dieser Arbeit.

Jede Kollegin und jeden Kollegen möchte ich ermutigen sich in diese Technik einzuarbeiten und nach sorgfältiger Abwägung damit zu therapieren.

Über den Autor

Jahrgang 1946. Schon als kleiner Junge viel Kontakt mit Pferden in der Landwirtschaft bei Verwandten. Dann etwa im Alter von elf Jahren voltigieren im RV Duisburg-Hamborn (überwiegend waren es damals Jungen).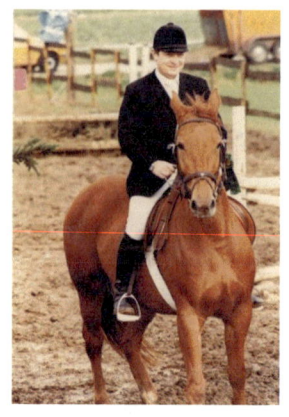

Nach der Ausbildung und verschiedenen Auslandsaufenthalten wieder mit der Reiterei angefangen und etwa mit 40 Jahren dann zunehmend mit Fahrsport. Gleichzeitig mit der Zucht von Haflingerpferden und dann folgend Deutschen Reitponys begonnen.

Die Teilnahme an Fahrturnieren bis zur Klasse M hat ihm ganz besonders gefallen. Bedeutsam war auch, dass seine Frau Herma die Fahrponys zeitgleich im Training unter dem Sattel gearbeitet hat. Dies hatte zur Folge, dass viele im Fahrsport geforderten Lektionen wesentlich einfacher zu erreichen waren.

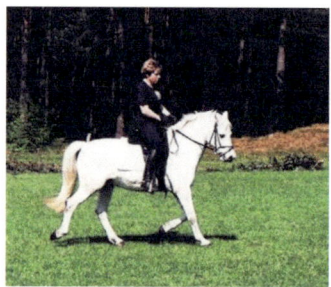 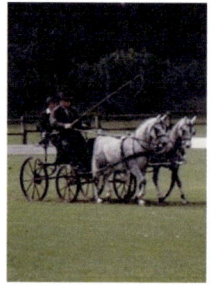

Herma Teslau mit einem Pony aus dem Zweispänner

Bolero's Dooley und Patrick bei der Einfahrt zur Dressur in Riesenbeck

Hier beim Training in der traditionellen Anspannung des Tandems. Mit Bolero's Dooley vorne und Dainty Girl in der Schere beim Training.

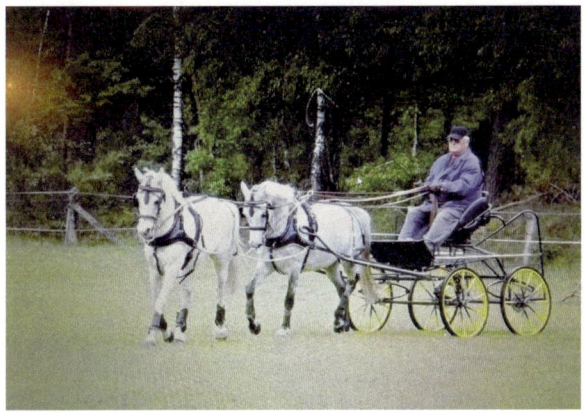

Die Zucht von Deutschen Reitponys und insbesondere die zwei Ponys Na Sowas (2006) und Noble Boy (2008) haben dann zum Karrierehöhepunkt von Teslau mit dem Vizetitel mit Na Sowas beim Deutschen Fahrponychampionat in Moritzburg geführt.

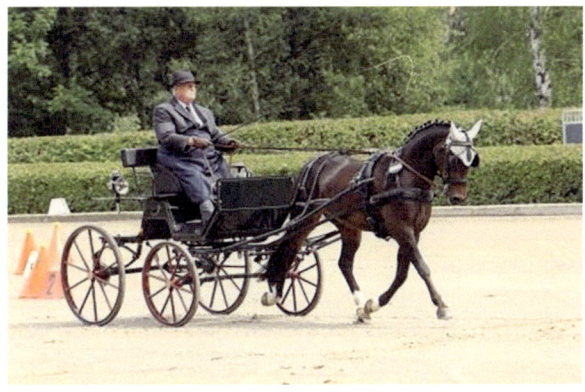

Fünfjährig beim Championat in Moritzburg

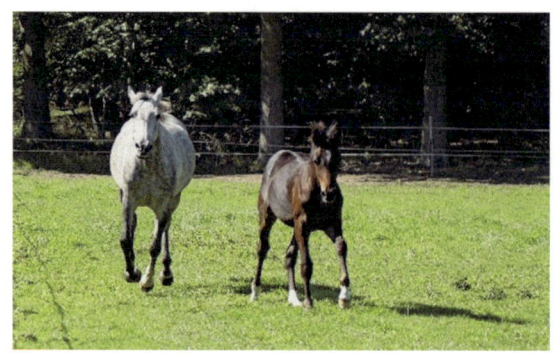

Na Sowas als Fohlen neben seiner Mutter Dainty Girl

1986 war dann mit erfolgreichem Abschluss und bestandener Prüfung als Tierheilpraktiker an der DGT-Schule Gelsenkirchen der Grundstein für eine lange Tätigkeit in der Pferdetherapie gelegt. 1999 kam am DIPO Dülmen die Ausbildung zum Pferdephysiotherapeuten dazu. Bereits 2003 begann die Dozententätigkeit am DIPO Dülmen und an anderen Schulen. Dem ging eine lange und intensive Beschäftigung mit der Therapie der Stresspunktmassage nach J. Meagher voraus.

Bereits 2006 erschien das erste Buch

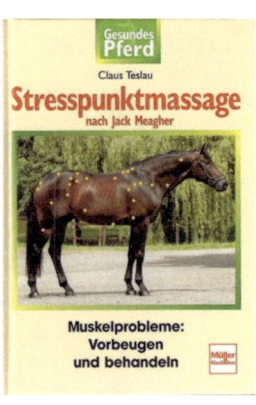

„Stresspunktmassage nach J. Meagher".

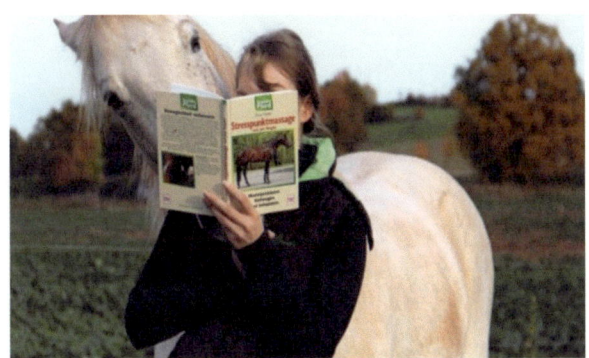

Wie hier zu sehen ist, sind die Pferde selber daran interessiert,
die SPM zu lernen

Auch ein Lehrvideo entstand etwa 2010, u. a. mit Interviews des da-maligen Bundestrainers Fahren Ewald Meyer (†), dem Besitzer des Gestütes Sprehe, Albert Sprehe, und Martin Thiemann, ehemaliger Mannschaftsweltmeister der Vierspännerponys.

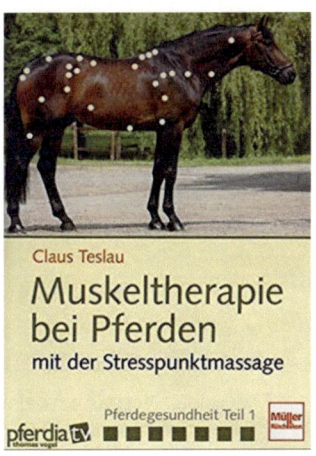

Etwa 2016 kam dann eine Neuauflage und überarbeitete Version zur SPM. Da waren dann erstmals auch einige Abschnitte einge-fügt, die sich mit der Dry-Needling-Therapie als erste Information beschäftigte.

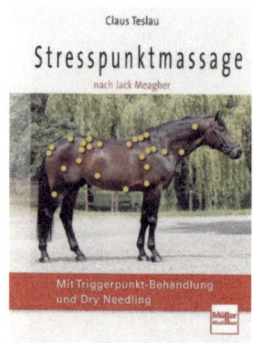

2018 erschien dann „Naturheilmittel für mein Pferd".

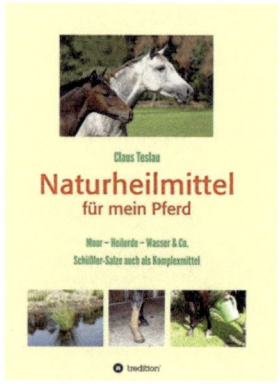

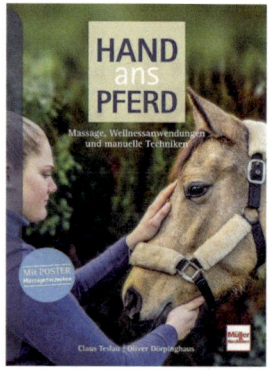

Und 2020 gemeinsam mit meinem Sohn Oliver Dörpinghaus „Hand ans Pferd".

Zunächst mit einer Kollegin entstand nach sorgfältiger Prüfung und Ausarbeitung ein Fortbildungskonzept für Pferdetherapeuten in Kursform etwa 2012.

Bis heute und mittlerweile weitergeführt von meinem Sohn Oliver Dörpinghaus werden die Fortbildungen erfolgreich in Nord- und Westdeutschland angeboten.

Hervorzuheben ist noch, dass mittlerweile das Fortbildungskonzept der SPM in 2023 in Stockholm durchgeführt wurde und für das kommende Jahr 2025 eine weitere Veranstaltung für Dry Needling geplant ist.

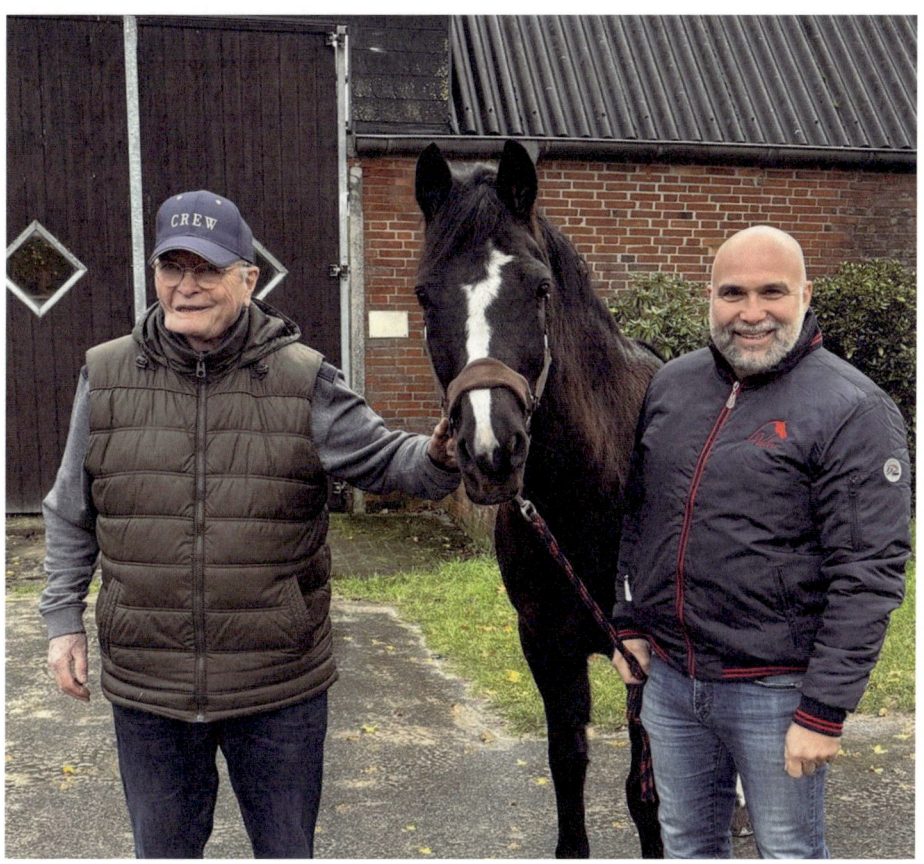

Eine besondere Freude ist es immer, wenn man die erfolgreiche Arbeit an den Junior weitergeben kann und trotzdem im Hintergrund jederzeit zur Verfügung steht.

Hinweise und Bezugsquellen

Dry-Needling-Nadeln unbeschichtet oder beschichtet von

www.doc-save.de

Bücher: in allen Buchhandlungen, SDN auch direkt beim BoD-Buchshop.

Naturheilmittel-Buch auch direkt bei www.tredition.de

Fachfortbildungen ab 2024 mit Oliver Dörpinghaus in Burgwedel, Groß Kreutz und Emsdetten/Westf.

Termine und weitere Informationen dazu
www.doerpinghaus-teslau.de und www.teslau.de

Video bei www.wehorse.de

Mehr über die Longenkurse von Babette Teschen
www.babette-teschen.de

Was kleine Nadeln bewirken können

Dieses Buch dient dazu, allen interessierten Pferdetherapeuten die Sicht auf die Therapie des Dry Needling bei Pferden zu ergänzen.

Vielleicht werden diejenigen, die bisher nur die tiefe Form des DN kennengelernt haben, nun an den geeigneten Stellen des Pferdekörpers weitere therapeutische Möglichkeiten sehen und die SDN nutzbringend einsetzen.

Im Sinne der Gesunderhaltung unserer Pferde oder der Wiederherstellung des gesunden muskulären Zustandes ist die Therapie

Superficial Dry Needling

nach mehrjährigen Erfahrungen des Autors bestens geeignet.

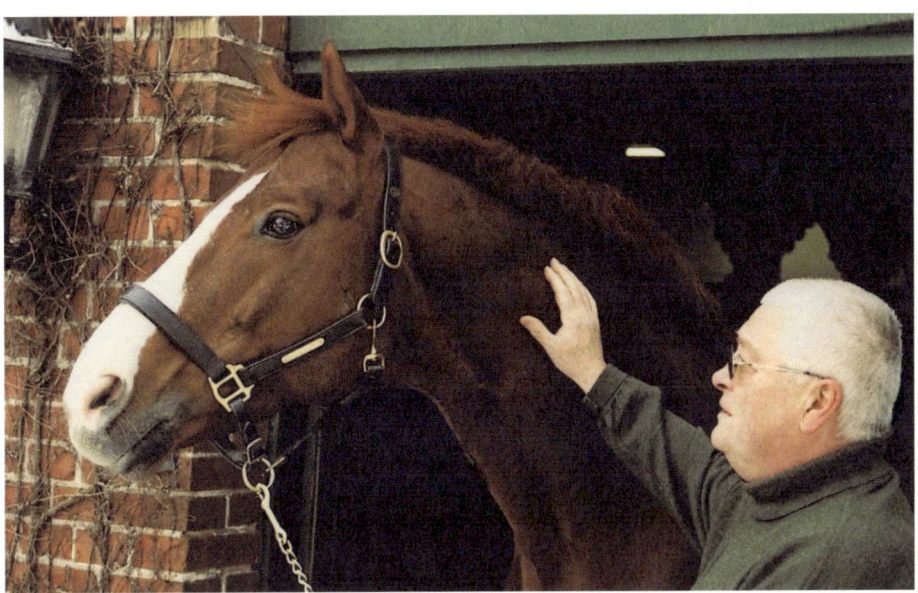

Claus Teslau ist THP, Pferdephysiotherapeut und Trainer B Fahren.

Er hat fast 40 Jahre lang Pferde oder Ponys in allen Disziplinen behandeln dürfen.

Zudem gemeinsam mit seiner Frau Herma Teslau erfolgreicher Reitponyzüchter.